SUPERVIVENCIA DE LOS PACIENTES DIAGNOSTICADOS DE CÁNCER EN NAVARRA ENTRE 1985-94

MONOGRAFÍA Nº 3: CIENCIAS APLICADAS

SUPERVIVENCIA DE LOS PACIENTES DIAGNOSTICADOS DE CÁNCER EN NAVARRA ENTRE 1985-94

Conchi Moreno Iribas
Eva Ardanaz Aicua

Registro de Cáncer de Navarra
Instituto de Salud Pública de Navarra

Este trabajo ha sido financiado parcialmente por
el Fondo de Investigación Sanitaria (nº expediente: 96/0401)

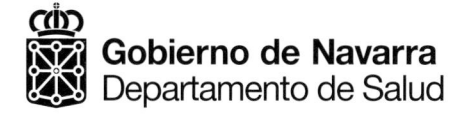

Gobierno de Navarra
Departamento de Salud

Título: Supervivencia de los pacientes diagnosticados de cáncer en Navarra entre 1985-94.
Autores: Conchi Moreno Iribas, Eva Ardanaz Aicua. Registro de Cáncer de Navarra. Instituto de Salud Pública de Navarra.

Edita: GOBIERNO DE NAVARRA
         Departamento de Salud. Servicio de Docencia, Investigación y Desarrollo Sanitarios

© Gobierno de Navarra
Composición: Página, S.L.
Impresión: Graphycens
Diseño de cubierta: Alberto Navarro

ISBN: 84-235-2496-5
Dep. Legal: NA. 479/2004

Promociona y distribuye: Fondo de Publicaciones del Gobierno de Navarra
                           Dirección General de Comunicación
                           C/ Navas de Tolosa, 21
                           Teléfono: 848 427 121
                           Fax: 848 427 123
                           Correo electrónico: fondo.publicaciones@cfnavarra.es
                           www.cfnavarra.es/publicaciones
                           31002 PAMPLONA

Colaboradores
Ricardo Capocaccia, Instituto Superiore di Sanitá, Roma
Gonzalo López Abente, Centro Nacional de Epidemiología, Madrid
Marina Pollán, Centro Nacional de Epidemiología, Madrid

Búsqueda activa de casos, codificación y depuración de datos
María Eugenia Pérez de Rada Arístegui
Carmen Ezponda Iraola
Ana Agorreta Fernández
Yugo Floristán Floristán

Introducción de datos, soporte técnico, preparación figuras y tablas
Nieves Navaridas Hueto
Ainara Alejo Agorreta
Silvia Martínez Sánchez
Marga Armendáriz González

Becaria
María Angeles Sagasti

Residentes en periodo de formación
Juana Vidán Alli
Itziar Lanzeta Vicente

Instituciones y centros que colaboran con el Registro de Cáncer de Navarra

- Servicios de Anatomía Patológica, Oncología, Hematología y Admisión del Hospital de Navarra.
- Servicios de Anatomía Patológica, Hematología y Admisión del Hospital Virgen del Camino.
- Sección de Documentación y Archivo de Historias Clínicas de la Subdirección de Coordinación de Asistencia Ambulatoria.
- Servicios de Anatomía Patológica, Oncología e Historias Clínicas de la Clínica Universitaria de Navarra.
- Servicios de Laboratorio (Anatomía Patológica y Hematología), Admisión y Archivo del Hospital Reina Sofía.

- Servicios de Admisión e Historias Clínicas del Hospital García Orcoyen.
- Servicios de Admisión e Historias Clínicas del Hospital San Juan de Dios.
- Servicios de Admisión e Historias Clínicas de la Clínica San Miguel.
- Clínica San Francisco Javier.
- Clínica Ubarmin.
- Laboratorios de Anatomía Patológica extrahospitalarios.
- Instituto de Estadística de Navarra.
- Comisión Asesora Técnica del Registro de Cáncer de Navarra.
- Registro de Tumores del Instituto Oncológico de Guipúzcoa.
- Registro de Cáncer del País Vasco.
- Registro de Cáncer de La Rioja.

ÍNDICE

Presentación	11
Introducción	13
El cáncer en Navarra	15
Estudio de la supervivencia de los pacientes con cáncer	24
Supervivencia observada y supervivencia relativa (relativa y específica por causa)	26
Material y métodos	29
Base de datos para el estudio de la supervivencia	31
Definición de caso	32
Seguimiento del estado vital de los pacientes *(follow-up)*	34
Métodos de análisis y presentación de los resultados	35
Indicadores de calidad de los datos de supervivencia	38
Estudios sobre comparabilidad de los datos de Navarra	43
Resultados globales	47
Supervivencia de los pacientes con cáncer de Navarra	49
Supervivencia según el tipo de tumor	50
Tendencias de la supervivencia, período 1990-94 vs 1985-89	54
Comparaciones con otras comunidades autónomas	59
Comparaciones internacionales	62
Conclusiones	65
Resultados por localizaciones	67
Labio (140)	69
Lengua (141)	73
Esófago (150)	77
Estómago (151)	81

Colon y recto (153-154)	85
Hígado (155)	93
Vesícula (156)	97
Páncreas (157)	101
Laringe (161)	105
Pulmón (162)	109
Melanoma de piel (172)	113
Mama (174-175)	117
Cérvix (180) y Útero (179, 182)	123
Ovario (183)	127
Vagina y Vulva (184)	131
Próstata (185)	133
Testículo (186)	139
Vejiga (188)	143
Riñón (189)	147
Cerebro (191)	151
Tiroides (193)	155
Linfomas No Hodgkin (LNH 200, 202)	159
Enfermedad de Hodgkin (201)	163
Mieloma Múltiple (203)	167
Leucemias (204-208)	171
Neoplasias Malignas (140-208)	179
Bibliografía	185

PRESENTACIÓN

Por primera vez, se publican estadísticas poblacionales referidas a la supervivencia de los pacientes con cáncer de Navarra que complementan los datos de incidencia y mortalidad que el Registro de Cancer de Navarra ha proporcionado en los últimos 20 años. La monografía recoge datos de supervivencia de 16.000 adultos diagnosticados de cáncer en Navarra entre 1985-94 y seguidos hasta diciembre de 1999. El trabajo se ha realizado en el marco del estudio EUROCARE *(European Cancer Registry-based Study on Survival and Care of Cancer Patients),* diseñado para proporcionar estimaciones de la supervivencia de los pacientes con cáncer en Europa y para analizar y explicar las diferencias entre los países europeos.

El conocimiento de la supervivencia de los pacientes con cáncer es un parámetro básico para juzgar la efectividad de los tratamientos médicos aplicados en una población. Los datos de supervivencia, como puntos finales de los pacientes con cáncer, resumen complejos procesos de los cuidados y tratamientos a los que son sometidos los pacientes. La interpretación y las comparaciones con los datos de otros países y regiones se deben realizar con cautela. En primer lugar, se debe discernir un modelo general más que una cifra para un tipo de pacientes con un determinado cáncer. En el caso de Navarra y dado que la casuística para algunos cánceres es pequeña se debe considerar igualmente la variación aleatoria que se deriva de trabajar con números pequeños. Hay cuestiones, como las diferencias metodológicas utilizadas en el seguimiento del estado vital de los pacientes o la existencia de programas de detección precoz, que deben igualmente ser considerados en la interpretación de los datos de este informe. Globalmente, sin embargo, la calidad de los cuidados, en un sentido amplio, es el mayor determinante de las diferencias observadas por EUROCARE entre los países europeos.

La fotografía actual, es decir, la de los pacientes diagnosticados en el año 2003 es, probablemente, mejor que la mostrada por los datos de esta investigación si consideramos que existen avances continuos en el diagnóstico y tratamientos del cáncer y que los datos recogidos por este informe se refieren a los pacientes diagnosticados en el período 1985-1994.

El trabajo que se presenta es un primer paso para conocer otros aspectos de los cuidados destinados a los pacientes con cáncer en Navarra que habrá que continuar en el futuro: cambios en la supervivencia, equidad en los cuidados, estudio de los tipos de tratamientos aplicados o la calidad de vida de los pacientes con esta enfermedad.

Pablo Aldaz Herce
Director del Instituto de Salud Pública de Navarra

INTRODUCCIÓN

EL CÁNCER EN NAVARRA

Los datos de incidencia de cáncer, es decir, el número de nuevos casos de cáncer diagnosticados y los datos de mortalidad, referidos a las personas que fallecen por esta enfermedad, son indicadores de la frecuencia de cáncer en una comunidad. La mayor disponibilidad de estadísticas de mortalidad por cáncer hace que sean utilizados a menudo como medidas proxi del riesgo de adquirir una enfermedad. Cuando se utilizan los datos de mortalidad de esta manera se asume que la supervivencia es similar entre los países o períodos comparados. Puesto que lo anterior no es generalmente cierto, es más seguro utilizar los datos de mortalidad como una medida de resultado más que de ocurrencia[1]. Los datos de incidencia referidos a la ocurrencia de nuevos casos son los más adecuados para comparar el riesgo de cáncer entre poblaciones y también para valorar el impacto de las estrategias de prevención primaria[1].

Se diagnostican aproximadamente 2.200 nuevos casos de cáncer al año y 1.200 personas mueren de esta causa en Navarra. Los datos de incidencia indican que, si se mantienen las tasas actuales, uno de cada 3 varones y una de cada 5 mujeres será diagnosticado de cáncer antes de su 75 cumpleaños[2].

En la década de los 90, el cáncer pasó a ser la primera causa de muerte entre los varones de Navarra, representando esta causa aproximadamente el 30% de los fallecimientos. El cáncer es, además, una importante causa de muerte prematura en Navarra si consideramos que en el año 2000 fue responsable del 42,8% de las muertes entre los menores de 65 años; el 38,5% entre los varones y el 49,8% entre las mujeres. En las mujeres aunque las tasas de mortalidad por cáncer y enfermedades circulatorias se van aproximando, la mortalidad por enfermedades cardiovasculares continúa siendo la primera causa de muerte (Fig. 1). También los datos publicados para España indican que las tasas ajustadas de mortalidad por cáncer y enfermedades cardiovasculares se están aproximando aunque todavía esta última causa continúa siendo la primera causa de muerte en ambos sexos[3-4].

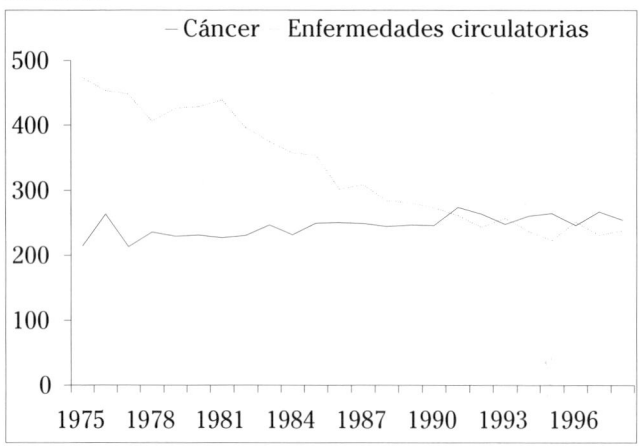

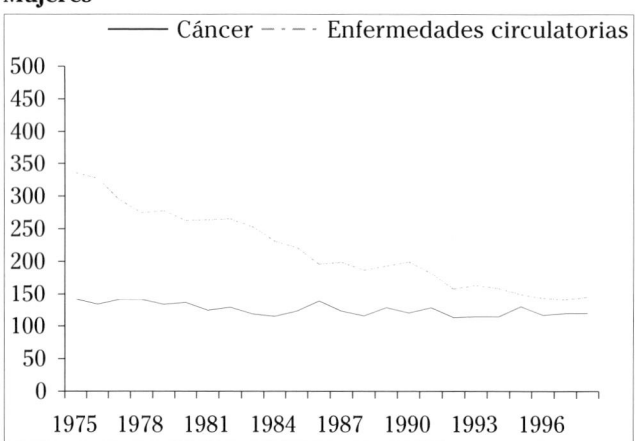

Figura 1. Mortalidad por cáncer y enfermedades circulatorias en Navarra. Tasas ajustadas por edad a la población europea por 100.000 habitantes. 1975-1998.

Las tablas 1 y 2 y las figuras 2-5 resumen las estadísticas sobre incidencia y mortalidad de cáncer en Navarra para el período 1983-1997 que permiten apreciar la frecuencia de los diferentes tipos de cáncer y las tendencias recientes.

En los hombres, los 5 tumores malignos diagnosticados más frecuentemente en el período 1993-97 fueron: próstata, pulmón, colorrectal, vejiga y estómago que suman el 60% de los cánceres. Cuando se consideran las muertes por cáncer en el mismo período, el 20% se debieron al cáncer de pulmón; le siguen en frecuencia el cáncer de próstata (11,5%), colorrectal (10,8%), estómago (8,9%) y vejiga (5,6%), que en total suman un 60% de las muertes por cáncer entre los varones (Tabla 1 y Fig. 2-3).

El cáncer de mama fue el tumor maligno más frecuentemente diagnosticado entre las mujeres y el que más muertes por cáncer produjo en el período 1993-97 (27,4% y 18,9% del total de casos incidentes y muertes, respectivamente), destacando en segundo lugar el cáncer colorrectal (13,3% y 13,1% del total de casos incidentes y muertes). Otros cánceres frecuentes entre las mujeres fueron el cáncer de cuerpo de útero, estómago, páncreas y ovario (Tabla 2 y Fig. 4-5).

Considerando conjuntamente todos los tipos de cáncer, entre los años 70 y finales de los 90, la mortalidad por esta causa aumentó entre los varones y decreció entre las mujeres de Navarra mientras que la incidencia aumentó en ambos sexos[2]. Entre los varones, el aumento de las tasas de incidencia y mortalidad se realizó a costa de los tipos de cáncer más frecuentes (pulmón, próstata, o colorrectal) como se observa en la tabla 1 y figuras 2 y 3. Señalar, sin embargo, que las últimas estadísticas de incidencia de 1998[5] y los datos de mortalidad del período 1995-2000 (sin publicar) muestran la estabilización e incluso bajada de las tasas de cáncer en los hombres de Navarra por el descenso de los tumores relacionados con el tabaquismo.

Como en Navarra, las tendencias recientes de la mortalidad por cáncer en España muestran un descenso de las tasas entre las mujeres y un incremento entre los hombres; incremento que parece haberse detenido a partir del año 1995 en el que se registraron las tasas más altas[6]. Este cambio de tendencia entre los hombres parece estar condicionado por la evolución del cáncer de pulmón y de otros tumores asociados con el hábito de fumar que han comenzado a disminuir en el período 1993-1997[4,6]. También en otros países los datos de mortalidad, así como, los datos de incidencia muestran el descenso de los cánceres relacionados con el tabaquismo. En un informe reciente sobre el cáncer en la década de los 90, los datos del programa *SEER (Surveillance, Epidemiology and End Results) del National Cancer Institute* de los Estados Unidos muestran que entre los varones la incidencia de cáncer total esta disminuyendo desde el año 1992, observándose descensos significativos en las localizaciones de pulmón, vejiga, cavidad oral y faringe[7]. En Victoria (Australia) las tasas de incidencia y mortalidad de cáncer de pulmón en los hombres han disminuido un 30% entre 1982 y 1999, mientras que entre las mujeres se han incrementado[8]. En el conjunto de los países de la Unión Europea se ha observado un descenso de la mortalidad por cáncer de pulmón entre los hombres, pasando de tasas de 52,4 por 100.000 en el quinquenio 1985-89 a 49,8 por 100.000 en 1990-94 [9-10].

Los patrones de ocurrencia de cáncer de pulmon vienen determinados en gran medida por las exposiciones pasadas al tabaquismo. Así en los países y regiones con larga historia de tabaquismo se estima que en torno al 90% de los cánceres de pulmón de los varones estarían relacionados con el tabaco[1]. Estas proporciones son más variables entre las mujeres, e incluso en Europa se atribuyen a esta exposición el 80% de los tumores observados entre las mujeres de Reino Unido y virtualmente cero en España o Portugal, donde las tasas de incidencia de cáncer de pulmón son similares a las registradas entre la población no fumadora de los Estados Unidos y Japon[1]. También entre las mujeres de Navarra, la incidencia y mortalidad por las localizaciones tumorales relacionadas con el hábito tabáquico continúan siendo muy bajas aunque pueden modificarse si como indican las últimas encuestas se mantienen los incrementos del consumo de tabaco.

El cáncer de estómago, el más frecuente en los años 70 en los hombres y mujeres y el que más muertes por cáncer producía en Navarra, ha disminuido sus tasas de incidencia y mortalidad en ambos sexos en torno a un 25% entre los años 80 y finales de los 90, siguiendo el patrón observado en numerosos países del mundo[2,11]. En la Unión Europea el descenso medio entre 1988-1996 fue también de 24,8%[9,10], muy similar al descrito en Navarra.

Entre principios de los 80 y finales de los 90, han aumentado en Navarra las tasas de incidencia y en menor medida las tasas de mortalidad del cáncer colorrectal aunque a finales de los 90 se ha producido la estabilización de las tasas de mortalidad (datos sin publicar). El informe SESPAS 2000[12] al analizar la situación del cáncer de colon y recto en España realiza la siguiente afirmación "en la actualidad el cáncer de colon y recto es el segundo tumor en importancia y tanto los datos de mortalidad como de incidencia corroboran un aumento importante en los últimos años, que para la mortalidad entre 1990 vs 1980 se cifra en incrementos de un 40% entre los hombres y de un 12% entre las mujeres". Señalar, sin embargo, que cuando se observan los datos de los Estados Unidos o los datos globales de la Unión Europea, las estadísticas, sobre todo de mortalidad, muestran que el cáncer colorrectal está descendiendo. En la Unión Europea[10] entre 1988 y 1996, la mortalidad disminuyó un 12,4%; en los Estados Unidos los datos de incidencia muestran un incremento hasta 1985 y un descenso en los años siguientes mientras que los datos de mortalidad muestran descensos que se iniciaron en la década de los 70[7].

En ambos sexos, se ha producido un aumento de las tasas de incidencia y mortalidad de cáncer de páncreas. Este incremento de la incidencia y mortalidad se ha observado en muchos países europeos y en los Estados Unidos y ha sido atribuido, en parte, a las mejoras en los métodos diagnósticos. También en ambos sexos, se ha producido un incremento de la incidencia y mortalidad por melanoma de piel en Navarra, tendencias similares se han observado en otros países de Europa y en otras comunidades autónomas[13-16].

Respecto al cáncer de próstata, en los últimos años se ha producido en Navarra un aumento fuerte de la incidencia y un aumento menor de las tasas de mortalidad, que coincide con lo observado en otros países[13] y que se atribuye a una mejora en el diagnóstico y a un mayor seguimiento médico de las personas mayores. Las tasas de incidencia de cáncer de próstata presentan una gran variabilidad dentro de la Unión Europea, 55 casos por 100.000 habitantes en Suecia frente a 15 casos por 100.000 en Granada, presentando Navarra una tasa intermedia [15-16].

El cáncer de mama, el tumor más frecuentemente diagnosticado entre las mujeres y el que más muertes produjo en los 90 en Navarra, ha presentado un importante aumento de las tasas de incidencia y un aumento más moderado de las tasas de mortalidad hasta el año 1995. A partir de mediados de la década de los 90, sin embargo, se observa un descenso de la mortalidad en esta comunidad autónoma. También los datos de España muestran un descenso de la mortalidad cuando se comparan la tasa de 1997 respecto a la de 10 años antes [4,6].

Se registran anualmente en torno a 15 casos de cáncer de cérvix y 3 defunciones por esta causa en las mujeres de Navarra en el período 1993-97. La tasa ajustada de incidencia, 3,6 casos por 100.000, es una de las tasas más bajas de las publicadas por los registros españoles. A nivel mundial, Navarra destaca por su baja incidencia[13-16]. Los datos de mortalidad muestran igualmente que las tasas de Navarra son 2 ó 3 veces más bajas que las registradas en España, Unión Europea o Estados Unidos.

Respecto al cáncer de cuerpo de útero supone un 6% del total de casos incidentes en las mujeres con una tasa ajustada de 12,1 casos por 100.000, lo que lo sitúa como el tercer tumor en frecuencia. Las tasas de incidencia de este cáncer se mantienen estables con relación a períodos anteriores mientras que las tasas de mortalidad han disminuido.

El cáncer de tiroides presenta tasas de incidencia y de mortalidad más altas entre las mujeres que entre los hombres, situación también descrita en otros países. La incidencia de este tipo de cáncer ha aumentado, como se desprende de la lectura de las tablas 1-2, pero la mortalidad ha disminuido en ambos sexos. Patrones similares se han observado en numerosos países industrializados; así un estudio realizado en los Estados Unidos cifra el aumento de la incidencia en 170% entre los años 50 y 90 mientras que la mortalidad ha disminuido un 50% entre los mismos períodos.

Respecto a los tumores hematológicos, se ha observado un descenso claro de las tasas de mortalidad por enfermedad de Hodgkin en ambos sexos entre el período 1980-84 y el período 1990-94. Esto mismo se ha observado en muchos países y se atribuye a los importantes incrementos de la supervivencia debido al uso de regímenes combinados de quimioterapia y radioterapia[17]. Las tasas de incidencia de linfoma no Hodgkin han aumentado en ambos sexos desde los años 80 en Navarra, patrón observado igualmente en muchos países, y también, como en otras partes de Europa, la mortalidad ha aumentado pero menos rápidamente que la incidencia. La consistencia de estas tendencias en bastantes países sugieren que las mejoras de los tratamientos han influido en que los aumentos de la mortalidad no sean tan importantes como los aumentos de la incidencia[17].

Tabla 1. Resumen de los cambios en la incidencia y mortalidad por cáncer en Navarra, entre 1983-87 y 1993-97. Hombres.

	Número promedio anual		Porcentaje de cambio de las tasas ajustadas 1993-7 vs 1983-7			
	Casos 1993-7	Muertes 1993-7	Incidencia		Mortalidad	
			PCT*	PCA**	PCT*	PCA**
Todas las localizaciones	1316	775	14,4	1,4	2,0	0,2
Cavidad oral y faringe:						
Labio	27	1	-14,1	-1,5	0,0	0,0
Lengua	10	5	22,7	2,1	50,0	4,1
Glándula salival	3	1	16,7	1,6	0,0	0,0
Sistema digestivo:						
Esófago	25	22	-7,1	-0,7	0,0	0,0
Estómago	96	68	-13,4	-1,4	-24,1	-2,7
Intestino delgado	4	2	120,0	8,2	66,7	5,2
Colon y recto	171	83	45,6	3,8	33,1	2,9
Colon	100	61	53,2	4,4	50,0	4,1
Recto	71	22	36,3	3,1	2,2	0,2
Hígado y cond. intrahepáticos	39	34	9,2	0,9	-19,8	-2,2
Vesícula	15	10	-21,6	-2,4	-25,0	-2,8
Páncreas	36	34	19,4	1,8	28,6	2,5
Sistema respiratorio						
Laringe	53	27	-17,1	-1,9	-7,1	-0,7
Pulmón	213	183	18,1	1,7	16,5	1,5
Melanoma	17	5	73,1	5,6	71,4	5,5
Sistema genitourinario						
Próstata	215	89	47,6	4,0	7,3	0,7
Testículo	5	1	14,3	1,3	-50,0	-6,7
Vejiga	101	43	-3,1	-0,3	2,5	0,3
Riñón	43	19	69,6	5,4	12,5	1,2
Encéfalo y sist. nervioso	29	23	-2,3	-0,2	-10,3	-1,1
Tiroides	8	1	145,5	9,4	0,0	0,0
Enfermedad Hodgkin	9	2	0,0	0,0	-71,4	-11,8
Linfomas no Hodgkin	36	13	23,4	2,1	3,6	0,4
Mieloma múltiple	14	11	15,4	1,4	16,7	1,6
Leucemias	33	22	13,8	1,3	-6,4	-0,7

* PCT: porcentaje de cambio total.
** PCA: porcentaje de cambio anual.

Tabla 2. Resumen de los cambios en la incidencia y mortalidad por cáncer en Navarra, entre 1983-87 y 1993-97. Mujeres.

	Número promedio anual		Porcentaje de cambio de las tasas ajustadas 1993-7 vs 1983-7			
	Casos 1993-7	Muertes 1993-7	Incidencia PCT*	PCA**	Mortalidad PCT*	PCA**
Todas las localizaciones	895	466	11,0	1,1	-5,8	-0,6
Cavidad oral y faringe						
Labio	2	0	100,0	7,2	-	-
Lengua	3	2	133,3	8,8	-	-
Glándula salival	2	1	50,0	4,1	100,0	7,2
Sistema digestivo						
Esófago	4	3	-25,0	-2,8	33,3	2,9
Estómago	52	38	-29,1	-3,4	-27,0	-3,1
Intestino delgado	2	2	100,0	7,3	-	-
Colon y recto	119	61	8,8	0,9	7,3	0,7
Colon	77	48	9,8	0,9	34,0	2,9
Recto	42	13	7,1	0,7	-34,4	-4,4
Hígado y cond. intrahepáticos	17	22	-14,3	-1,5	-42,5	-5,4
Vesícula	26	16	-19,1	-2,1	-37,5	-4,6
Páncreas	28	28	27,3	2,4	20,6	1,9
Sistema respiratorio						
Laringe	2	0	150,0	9,6	0,0	0,0
Pulmón	22	20	18,9	1,8	-2,8	-0,3
Melanoma	23	4	52,6	4,3	14,3	1,3
Mama	245	88	30,3	2,7	10,5	1,0
Sistema genitourinario						
Cérvix	14	3	-14,3	-1,5	-25,0	-2,8
Cuerpo utero&ÚteroNE	55	18	19,4	1,8	-20,0	-2,2
Ovario	36	21	7,4	0,7	22,8	2,1
Vejiga	15	9	-4,5	-0,5	33,3	2,9
Riñón	21	9	18,9	1,8	-7,1	-0,7
Encéfalo y sist. nervioso	24	18	5,4	0,5	20,0	1,8
Tiroides	26	3	46,3	3,9	-28,5	-3,3
Enfermedad Hodgkin	8	2	50,0	4,1	-57,1	-8,1
Linfomas no Hodgkin	32	15	58,7	4,7	31,6	2,8
Mieloma múltiple	14	13	50,0	4,1	122,2	8,3
Leucemias	24	14	1,0	0,2	-27,8	-3,2

* PCT: porcentaje de cambio total.
** PCA: porcentaje de cambio anual.

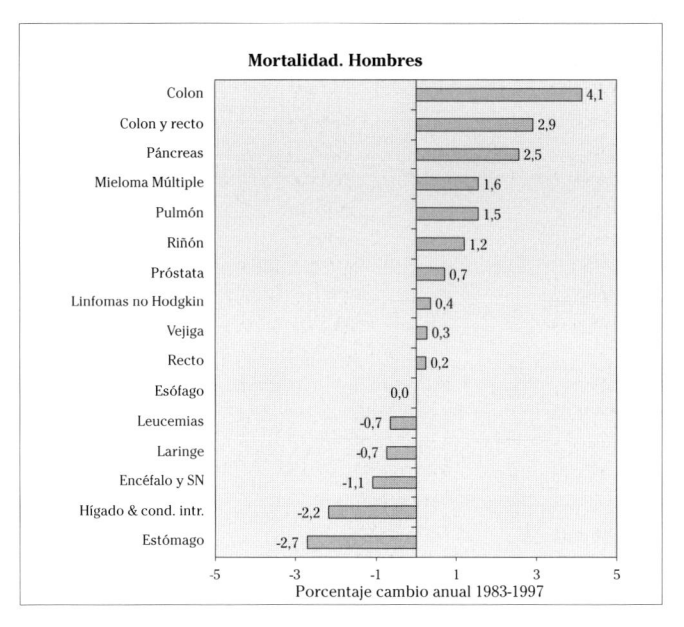

Figura 2. Tendencias de las tasas de mortalidad de los cánceres más frecuentes. Porcentaje de cambio anual entre 1983-97. Hombres.

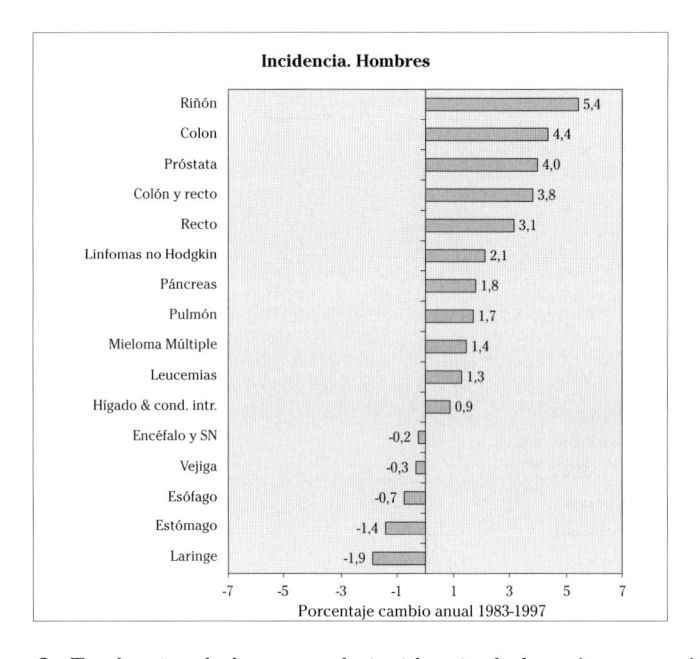

Figura 3. Tendencias de las tasas de incidencia de los cánceres más frecuentes. Porcentajes de cambio anual entre 1983-1997. Hombres.

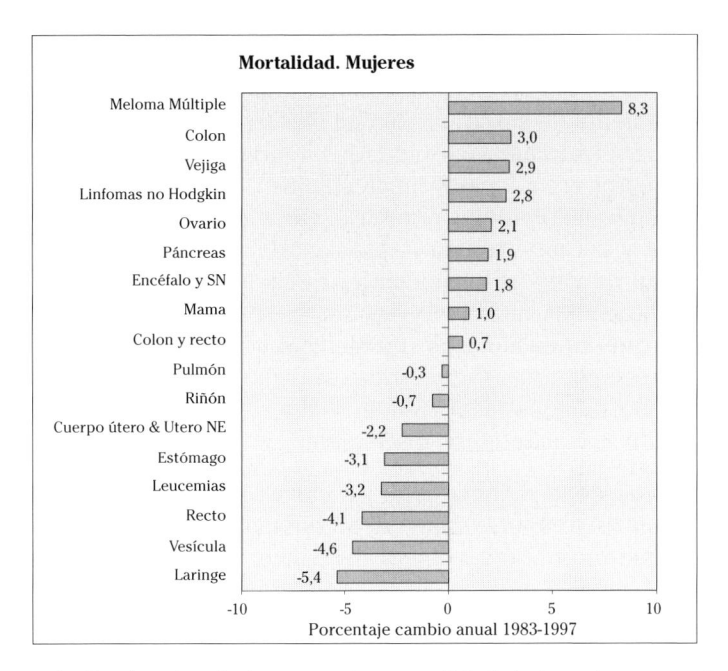

Figura 4. Tendencias de las tasas de mortalidad de los cánceres más frecuentes. Porcentajes de cambio anual entre 1983-1997. Mujeres.

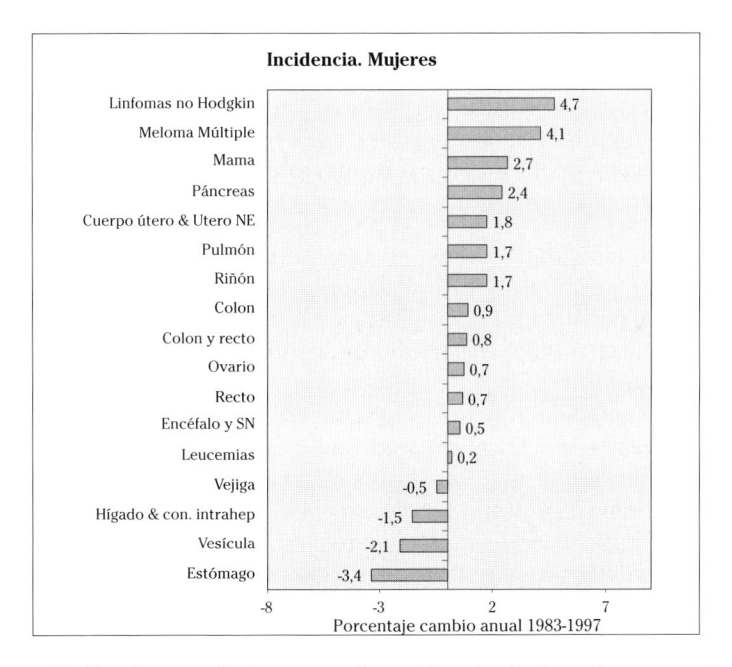

Figura 5. Tendencias de las tasas de incidencia de los cánceres más frecuentes. Porcentajes de cambio anual entre 1983-1997. Mujeres.

ESTUDIO DE LA SUPERVIVENCIA DE LOS PACIENTES CON CÁNCER

Los datos epidemiológicos anteriores muestran la magnitud del cáncer como problema de salud pública en Navarra. Los costes económicos del diagnóstico, tratamiento y cuidados a largo plazo del cáncer son inmensos y los costes emocionales incalculables[17]. Los programas de control del cáncer están destinados a reducir la carga del cáncer, reduciendo los nuevos casos y las muertes en la población y mejorando la supervivencia y la calidad de vida de los pacientes que han desarrollado la enfermedad[17]. Para reducir las muertes por cáncer, la sociedad debe, o bien reducir el número de nuevos casos (incidencia) o mejorar la supervivencia, o ambos. Parece claramente preferible prevenir un cáncer sobre tener que tratarlo una vez diagnosticado. Muchos cánceres, sin embargo, no son prevenibles con los conocimientos disponibles en la actualidad.

En el campo de la reducción de los casos incidentes, la epidemiología ha jugado un rol fundamental en el reconocimiento y aceptación del tabaco como un factor etiológico mayor del cáncer[18]. En países como Estados Unidos o Inglaterra la mortalidad por cáncer de pulmón esta disminuyendo de manera evidente, atribuyéndose esta tendencia al menor consumo de tabaco y a los menores contenidos en alquitrán de los cigarrillos fumados en la actualidad respecto a períodos anteriores. Hay que considerar que el efecto de las medidas preventivas que se implantan hoy se reflejan en la incidencia de cáncer de dentro de 10 años o más[18]. Como se ha comentado, se empiezan a observar también algunos datos esperanzadores en nuestro entorno. Así, una reciente publicación que analiza los datos de mortalidad por cáncer de pulmón en España comprueba que entre los varones menores de 35 años, entre los que el consumo de tabaco está disminuyendo respecto a cohortes anteriores, la mortalidad por cáncer de pulmón está descendiendo[19].

En las últimas tres décadas, se han obtenido importantes éxitos mediante el uso de la quimio y radioterapia en la curación de la leucemia linfocítica aguda y otros cánceres infantiles, en la enfermedad de Hodgkin o en el cáncer de testículo. El desarrollo de los métodos de detección precoz y el uso de quimioterapia adjuvante en los cánceres de mama, colon, ovario, vejiga y cérvix se encuentran igualmente entre los grandes logros de la medicina moderna[18]. En el otro extremo, las mejoras han sido bastante limitadas para algunos de los cánceres más frecuentes como el de pulmón que continúa presentando porcentajes de curación muy bajos. Los datos anteriores indican que los esfuerzos en el control del cáncer se deben realizar desde la prevención y desde la aplicación de los tratamientos eficaces. Aunque se hayan realizado inmensos avances en el conocimiento científico básico y en el tratamiento clínico y en la curación de algunos tipos de neoplasias, no se ha conseguido la meta de una reducción de la mortalidad de un 50% para el año 2000 que se planteaban y pronosticaba en los años 70 por sociedades como el *National Cancer Institute* de los Estados Unidos[18].

Los tratamientos y cuidados a los pacientes con cáncer están destinados a erradicar la enfermedad, a lograr la remisión permanente de la enfermedad con la mínima perdida de función o a proporcionar un efecto paliativo de los síntomas. La proporción de pacientes curados de una enfermedad se ha considerado el parámetro básico para evaluar la efectividad de los cuidados en salud[20-23]. En el área del cáncer, la supervivencia de los pacientes con cáncer en diferentes períodos de tiempo tras el diagnóstico ha sido la medida comparativa utilizada con este propósito. Incorrectamente, se asimila el concepto de "sobrevivir a los 5 años" con el concepto de "curado" cuando hablamos de cáncer. Los supervivientes a los 5 años no están necesariamente curados. Pueden, todavía, recaer y necesitar tratamiento e incluso pueden todavía morir de su cáncer. Para muchos cánceres, sin embargo, un porcentaje alto de pacientes que sobrevive a su quinto aniversario de diagnóstico es capaz de llevar una vida normal, siendo su esperanza de vida similar a la de los hombres y mujeres que no han desarrollado dicha enfermedad[21-23].

Disponer de datos de supervivencia de los pacientes con cáncer es importante por varias razones: los pacientes con cáncer y sus familias tienen obviamente un interés alto en conocer sus posibilidades de supervivencia; igualmente los médicos necesitan disponer de datos para aconsejar a sus pacientes sobre los tratamientos. Para los planificadores sanitarios, la supervivencia es una medida global de la eficiencia con la que los servicios destinados al tratamiento del cáncer son organizados, así como una medida de la extensión en que los pacientes son diagnosticados y tratados precozmente[17].

El estudio de la supervivencia de los pacientes con cáncer es esencial para monitorizar la efectividad del tratamiento médico del cáncer en una población. Los datos de supervivencia para ser útiles en la planificación de los recursos deben ser interpretables y la primera condición para ello es que sean comparables. Los datos comparables de supervivencia de cáncer son los que proceden de los registros poblacionales que incluyen a todos los pacientes diagnosticados en una población definida. La supervivencia estimada a través de series clínicas es difícilmente extrapolable a la población, ya que generalmente los casos incluidos no son representativos del total. Durante tres décadas, la IARC *(International Agency for Research on Cáncer)* ha estado recolectando y difundiendo información a los investigadores y a los planificadores sanitarios sobre incidencia y mortalidad de cáncer en el mundo. Desde finales de los años 80, EUROCARE *(European Cancer Registry-based Study of Survival and Care of Cancer Patients)* complementa estos datos, analizando de manera sistemática la supervivencia de los pacientes de diferentes registros europeos. Los objetivos de EUROCARE son: proporcionar una estimación de la probabilidad de supervivencia para pacientes con cáncer en Europa; mostrar si existen diferencias significativas en la supervivencia entre poblaciones europeas y fomentar nuevos estudios para investigar las variaciones observadas y mejorar la calidad y la comparabilidad de los datos de los registros de cáncer[22-23].

Los datos de EUROCARE han mostrado importantes diferencias en la supervivencia de los pacientes, tanto entre los países europeos participantes como entre los períodos analizados (desde finales de los 70 en EUROCARE -1 y primer quinquenio de los 90 en EUROCARE-3). Además de las comparaciones entre países europeos, se están comparando los datos de los pacientes de Europa con los datos procedentes de pacientes de los Estados Unidos observándose, en general, mayores supervivencias en aquel país que se están analizando mediante estudios específicos[23].

Además de las diferencias entre países, los estudios realizados en Inglaterra y Gales han mostrado diferencias entre áreas geográficas y grupos sociales, que ha llevado a los autores del trabajo a realizar las afirmaciones siguientes "Contrariamente a la creencia popular, la supervivencia tras un cáncer no es una lotería. Las loterías son equitativas, pero las posibilidades de sobrevivir tras el diagnóstico de un cáncer determinado no son iguales para todos los pacientes o en todas las regiones. Para la mayoría de los cánceres, hay evidencias de que los pacientes de las zonas ricas tienen mejor supervivencia que los pacientes de las zonas deprimidas económicamente, y además parece que no se debe exclusivamente al azar o a la extensión de la enfermedad en el momento del diagnostico"[24]. Igualmente estudios realizados en Estados Unidos han mostrado una peor supervivencia entre los pacientes socioeconómicamente desaventajados, sugiriendo como causas de la misma la inaccesibilidad o el coste de los cuidados médicos.

SUPERVIVENCIA OBSERVADA Y SUPERVIVENCIA NETA (RELATIVA Y ESPECÍFICA POR CAUSA)

El tiempo transcurrido entre el diagnóstico y la muerte de los pacientes con cáncer es el elemento básico de información que utilizan los estudios de supervivencia. Al analizar la supervivencia de grupos de pacientes con cáncer el objetivo es obtener estimadores satisfactorios de la probabilidad de sobrevivir a determinados períodos tras el diagnóstico (1, 3 ó 5 años, generalmente), teniendo en cuenta factores como edad, sexo, año de diagnóstico, región geográfica, etc. que se sabe pueden influir en el patrón de supervivencia. Hay tres aproximaciones para estimar la supervivencia en los estudios poblacionales.

1. **Supervivencia cruda u observada**. Es la estimación de la probabilidad de sobrevivir al final de un período determinado tras el diagnóstico. No tiene en cuenta la causa de muerte, o el riesgo de morir en la población de donde provienen los pacientes. Se puede interpretar como la probabilidad de sobrevivir al cáncer y a otras causas de muerte combina-

das. Expresado de otra manera, la supervivencia observada mide la probabilidad de estar vivo a diferentes tiempos tras el diagnóstico[25]. Los pacientes con cáncer pueden morir por el cáncer pero también por otras causas de muerte que normalmente afectan a las personas que no tienen cáncer. Por ello, la supervivencia observada será menor en los pacientes más ancianos debido a la mayor mortalidad por todas las causas de las personas de más edad.

Para tener en cuenta la mortalidad por otras causas, o supervivencia neta, se utilizan dos métodos de estimación: la supervivencia específica por causa y la supervivencia relativa.

2. **Supervivencia neta o causa-específica**. Permite separar en la mortalidad de los pacientes con cáncer dos componentes: el riesgo basal de morir aplicable a cualquier persona de la población y el riesgo extra de los pacientes con cáncer, que es el que queremos estimar. Los certificados de los que mueren por cáncer proporcionan los puntos finales para el análisis, mientras que los muertos por otras causas son tratados como censurados. La supervivencia causa-específica, por tratarse de supervivencia observada, es fácil de calcular pero está muy influida por cómo se cumplimentan y codifican los certificados de defunción. Requiere ponerse de acuerdo en qué muertes deben ser atribuidas al cáncer y por lo tanto requiere información de la causa de muerte de todos los pacientes. Si todas las muertes causadas por la enfermedad en cuestión fueran correctamente atribuidas a esta causa, la supervivencia causa-específica debería ser una medida precisa de la "verdadera" supervivencia. En las estimaciones a partir de series clínicas suele utilizarse la supervivencia neta, sin embargo, se ha demostrado que este método infravalora la mortalidad[26].

3. **Supervivencia relativa.** La supervivencia relativa es una medida de la supervivencia de cada paciente corregida por el efecto de otras causas de muerte no relacionadas con la enfermedad. Por ello, proporciona una medida objetiva de la proporción de pacientes que mueren como consecuencia de su enfermedad en una determinada población.

El concepto de supervivencia relativa fue propuesto por Ederer y col.[27] en 1961. También, como en la supervivencia neta, se asume aditividad entre el riesgo de muerte debido al cáncer y el riesgo basal (o competitivo) por otras causas. Para su cálculo no se necesitan conocer las causas de muerte de los pacientes. Asumiendo que los dos riesgos de muerte actúan de manera independiente, el impacto de las otras causas de muerte se puede estimar de las estadísticas oficiales, es decir, de las tasas de mortalidad de la población general de donde proceden los pacientes. De esta manera la supervivencia relativa se define como la ratio de la supervivencia observada entre los pacientes en estudio y la supervivencia que se pudiera esperar si hubiesen estado sujetos únicamente a las tasas de mortalidad de la población general.

Ederer describe dos métodos distintos para el cálculo de la supervivencia relativa. El primero, que ha sido el más utilizado, proporciona estimadores sesgados a largo plazo por atribuir un mayor peso a aquellos grupos de edad con una supervivencia más favorable [28-29]. El segundo corrige este sesgo, pero sus resultados tampoco son fiables cuando la supervivencia relativa no es constante en los distintos grupos de edad [28].

En los últimos años se han desarrollado distintas alternativas a estos métodos. Hakulinen et col[30-31] proponen un método basándose en asumir una distribución binomial de las muertes observadas incluyendo las esperadas como variable predictora en el modelo. El error cometido al considerar las muertes en cada estrato como una variable binomial es en parte corregido modelizando la sobredispersión de los datos.

La supervivencia relativa es en la actualidad el método más utilizado para analizar la supervivencia de los pacientes con cáncer en los estudios poblacionales. Dado que no requiere conocer la causa de muerte, puede ser utilizada en los países donde esta información no es disponible o la certificación no es precisa y de calidad. Evita además el problema de atribuir una muerte al cáncer o a otra causa. La supervivencia relativa es la utilizada por EUROCARE para comparar la supervivencia en los diferentes países europeos y también la publicada por el programa SEER de los Estados Unidos ó la utilizada en países como Japon[32-33].

MATERIAL Y MÉTODOS

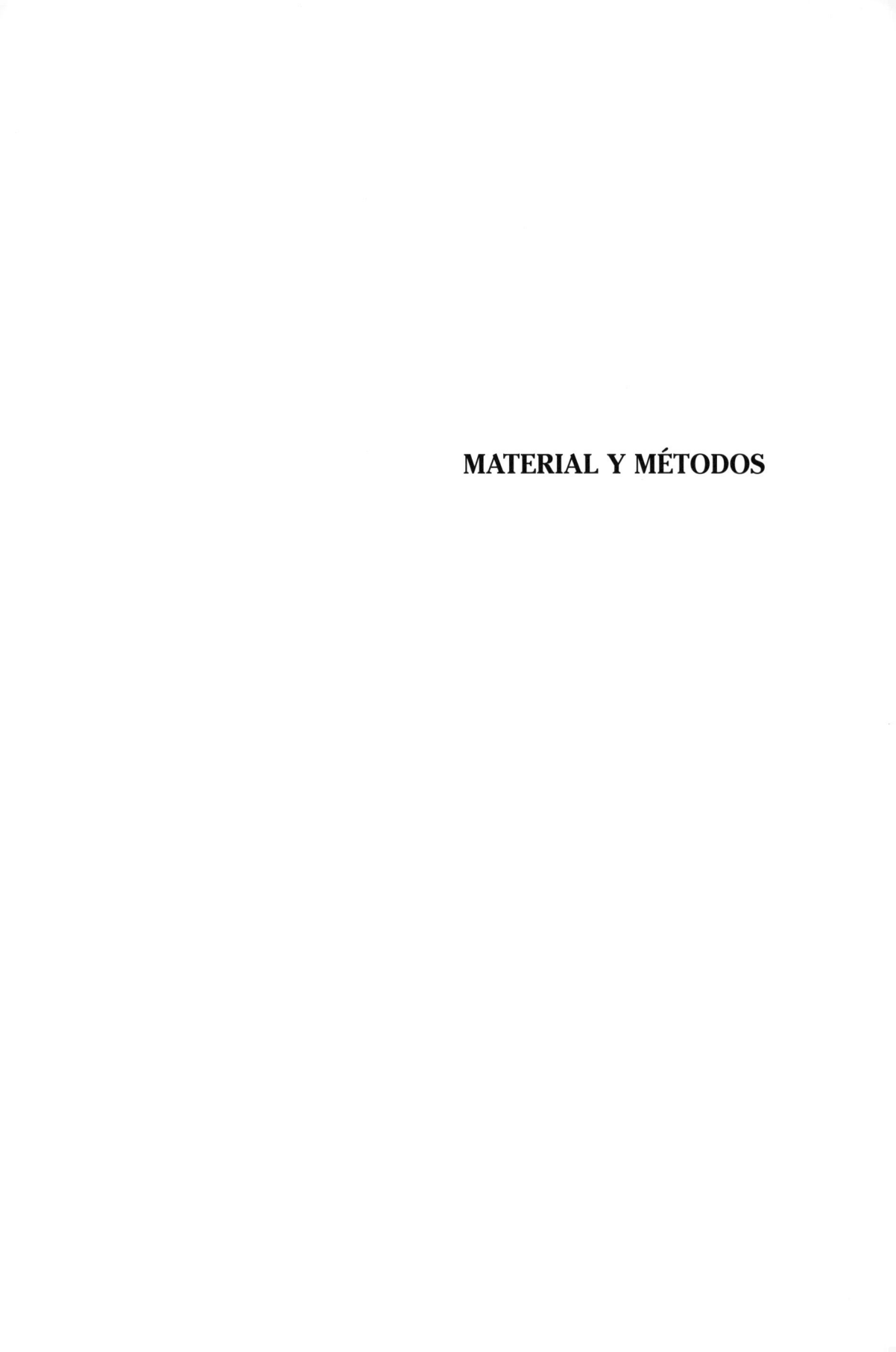

Las estimaciones de la supervivencia de los pacientes con cáncer son afectadas por la manera de seleccionar y preparar la base de datos y por las técnicas de análisis utilizadas. El uso de un método u otro, la forma en que los registros son preparados para el análisis e incluso la elección del software tiene impacto en la magnitud y subsecuente interpretación de los estimadores de la supervivencia. Se describen a continuación las características del estudio realizado en Navarra y se discuten algunos aspectos que deben considerarse en la lectura e interpretación de resultados.

BASE DE DATOS PARA EL ESTUDIO DE LA SUPERVIVENCIA

La base de datos de pacientes con cáncer utilizada para realizar este estudio recoge información de todos los casos incidentes de cáncer diagnosticados en la población mayor de 14 años de Navarra en el período 1985-94. Los datos han sido recogidos por el Registro de Cáncer de Navarra y validados por la IARC. El registro de cáncer de Navarra fue creado en 1970 como resultado de la colaboración entre la Asociación de Lucha contra el Cáncer y el Instituto de Salud Pública[34-36]. El área cubierta por el registro es la Comunidad Autónoma de Navarra con una población de 520.574 habitantes según la estadística de población de 1996, de los que 49,5% eran varones, 14,3 % tenían menos de 14 años de edad y el 17,4% eran personas mayores de 65 años[37].

Las fuentes principales del Registro de Cáncer de Navarra son los Servicios de Anatomía Patológica, Hematología, Radioterapia, Oncología y Admisión de los hospitales públicos y privados de Navarra, en los que se realiza una búsqueda activa de casos (Tabla 3). Los posibles casos detectados a través de los registros de las fuentes citadas se verifican con la información contenida en las historias clínicas hospitalarias. El registro de cáncer de la Comunidad Autónoma del País Vasco notifica los casos de cáncer diagnosticados en residentes de Navarra y el Instituto de Estadística de Navarra facilita información sobre fallecimientos. El registro utilizó en el período 1985-92 la versión novena de la Clasificación Internacional de Enfermedades (CIE-9) para codificar la localización de los tumores y la Clasificación Internacional de Enfermedades para Oncología (CIE-O) primera edición para la histología mientras que en el período 1993-94 se utilizó la CIE-O segunda edición[38] tanto para la topografía como para la morfología y por medio de un programa de la IARC se procedió a la conversión de la localización a la CIE-9. Los análisis comparativos de la incidencia y mortalidad sugieren que el registro posee una exhaustividad razonablemente alta[2]. La recogida de datos ha permanecido invariable a lo largo de los años, si exceptuamos la ampliación a un nuevo hospital abierto durante el funcionamiento del registro y la introducción de mejoras informáticas.

Tabla 3. Características del Registro de Cáncer de Navarra.

Población cubierta:	Navarra : 520.574 habitantes (año 1996)
Entrada en funcionamiento:	Año 1970
Sistema de recogida información:	Activa
Fuentes principales de datos:	Hospitales públicos y privados
	Servicio de Anatomía Patológica
	Archivo de Historias Clínicas
	Servicio de Admisión
	Servicio de Oncología
	Servicio de Hematología
	Registro de Mortalidad de Navarra
	Médicos de Atención Primaria
	Registro de cáncer del País Vasco
Sistemas de codificación:	
Localización	1973-92: CIE-9 1993- CIE-O 2ª
Morfología	1973-92: CIE-O 1ª 1993- CIE-O 2ª
Casos incidentes al año:	2.200 casos anuales (excluidos piel no-melanoma)

DEFINICIÓN DE CASO

Los pacientes incluidos en el estudio de supervivencia fueron todas aquellas personas residentes en Navarra diagnosticadas de cáncer entre los años 1985 (año de inicio del estudio) y 1994 (fecha de cierre del estudio para la entrada de nuevos casos). El período de seguimiento fue de 1985 a 1999 para conseguir un tiempo potencial mínimo de seguimiento de los casos diagnosticados en 1994 de 5 años.

Los casos incluidos en el análisis fueron tumores malignos primarios definidos por la CIE-O como de comportamientos con código 3 o mayor. Los tumores in "situ", "inciertos" y "bordeline" fueron excluidos. Se incluyeron tanto los tumores verificados histológicamente como los no verificados, pero se excluyeron los conocidos sólo por certificado de defunción (CDO) y los descubiertos accidentalmente por necropsia. En caso de tumores múltiples en la misma persona sólo se incluyó el tumor diagnosticado primero cuando los tumores múltiples eran metacrónicos, y el más avanzado en los casos de tumores múltiples sincrónicos. Si el primer tumor era de piel se incluyó el tumor siguiente. Los tumores bilaterales de órganos simétricos fueron tratados como una única enfermedad.

El estudio no presenta datos de supervivencia de pacientes con "Otros tumores malignos de piel" por no ser un cáncer incluido en EUROCARE. Tampoco se presentan datos para pacientes con tipos de cáncer poco especificados: Mal definidos (Códigos de la CIE-9: 195-199), Digestivo mal definido (CIE-9:159) y Respiratorio mal definido (CIE-165). También y por la baja casuística se han excluido algunas localizaciones tumorales que se presentan en la tabla 4. A pesar del bajo número de casos se incluyeron en el análisis de supervivencia los tumores de testículo por su alto interés. Los datos de los pacientes con leucemia se desagregaron en leucemias agudas y crónicas ya que existen importantes diferencias en la supervivencia entre ambas formas.

En el centro coordinador de estudio EUROCARE se realizaron diversos chequeos de los datos con el objetivo de detectar errores e incoherencias. Las combinaciones improbables de localización-morfología fueron el problema detectado con mayor frecuencia; también se investigaron los códigos no-válidos y las combinaciones de sexo-edad-morfología-localización poco probables. Los datos fueron revisados en la documentación del registro o en las historias clínicas para realizar las correcciones pertinentes. Sobre un total de 18.554 casos, el centro coordinador solicitó el chequeo y revisión de 40 casos; 30 presentaban problemas menores y 2 fueron excluidos por presentar problemas mayores.

Tabla 4. Localizaciones tumorales incluidas y excluidas en el estudio de supervivencia (número de pacientes por sexo). Navarra 1985-94.

Código CIE	Descripción corta	Casos en hombres	Casos en mujeres	Análisis Supervivencia Sí/No
140	Labio	253	24	Sí
141	Lengua	72	21	Sí
142	Glándulas salivales	20	13	No
146	Orofaringe	60	4	No
147	Nasofaringe	28	7	No
148	Hipofaringe	56	2	No
150	Esófago	202	29	Sí
151	Estómago	888	473	Sí
152	Intestino delgado	21	17	No
153	Colon	662	580	Sí
154	Recto	497	309	Sí
155	Hígado	240	96	Sí
156	Vesícula	129	195	Sí
157	Páncreas	224	176	Sí
160	Cavidad nasal	16	8	No
161	Laringe	502	8	Sí
162	Pulmón	1.472	125	Sí
163	Pleura	20	24	No
170	Hueso	26	17	No
171	Tejido conjuntivo	47	35	No

172	Melanoma de piel	95	142	Sí
174, 175	Mama	16	2050	Sí
180	Cérvix uterino	-	153	Sí
182	Cuerpo uterino	-	426	Sí
183	Ovario	-	292	Sí
184	Vagina y vulva	-	91	Sí
185	Próstata	1.220	-	Sí
186	Testículo	52	-	Sí
187	Pene	40	-	No
188	Vejiga	933	142	Sí
189	Riñón	24	145	Sí
191	Cerebro	198	156	Sí
193	Tiroides	53	210	Sí
200, 202	Linfomas No-Hodgkin	257	222	Sí
201	Enf. de Hodgkin	73	54	Sí
203	Mieloma múltiple	94	87	Sí
204.0	Leucemia linfocítica aguda	13	5	Sí
204.1	Leucemia linfocítica crónica	89	61	Sí
205.0	Leucemia mieloide aguda	40	38	Sí
205.1	Leucemia mieloide crónica	42	17	Sí
204-208	Leucemias	209	140	Sí
140-208	Neoplasias malignas	9.277	6.707	Sí

SEGUIMIENTO DEL ESTADO VITAL DE LOS PACIENTES *(follow-up)*

El registro de cáncer de Navarra realiza fundamentalmente seguimiento pasivo a través de las estadísticas de mortalidad para conocer el estado vital de los pacientes. Se sigue un doble procedimiento:

a) Linkage o conexión manual de cada Boletín Estadístico de Defunción contra la población incluida en el registro de cáncer. El Instituto de Estadística de Navarra envía mensualmente al Servicio de Epidemiología los boletines estadísticos de defunción para la codificación de los literales que recogen las causas "inmediata", "intermedia" y "básica" de muerte. Estos boletines son revisados por personal del registro de cáncer, de manera que si el boletín corresponde a un caso conocido se le añade la fecha y causa de defunción. Si es una muerte por cáncer correspondiente a una persona no incluida en el registro se origina un caso definido como ICDO (inicialmente recogido en el certificado de defunción) que se investiga en las fuentes hospitalarias.

b) Linkage automático con el registro de mortalidad de Navarra. Para completar "errores" del linkage anterior y para conocer datos de muertes por otras causas diferentes al cáncer, se realizó un linkage de la base de datos del registro de cáncer con la base de datos del registro de mortalidad de Navarra de los años 1985-1999.

El archivo de mortalidad al que se tuvo acceso contenía datos referidos a las defunciones inscritas en Navarra que suponen aproximadamente el 96,8% de las defunciones de residentes. Entre los años 1985 y 1999 se produjeron según el Instituto Nacional de Estadística 66.972 muertes en residentes de Navarra, y de ellas se inscribieron en otras comunidades autónomas 2.179, es decir, el 3,2%. En el 17,8% de las muertes registradas fuera de Navarra, la causa básica de defunción fue un cáncer. Como se ha mencionado anteriormente el registro de cáncer de la comunidad autónoma del País Vasco facilita información por el acuerdo de colaboración entre ambos registros representando los casos de esta comunidad aproximadamente 200 casos.

El no tener acceso, "a priori", al cien por cien de la base estatal de defunciones del Instituto Nacional de Estadística implica cierto grado de sobrestimación de la supervivencia. En el apartado "Estudios sobre comparabilidad de los datos de Navarra" se analizan la exhaustividad del seguimiento pasivo y el grado de sobrestimación de la supervivencia que comporta.

Además del seguimiento a través de las estadísticas de mortalidad, se añaden anualmente las evoluciones recogidas a partir de los estudios anatomopatológicos y listados de altas hospitalarios generados en la atención hospitalaria de los pacientes. Es decir, a través de los procedimientos de recogida de la incidencia del registro se obtienen igualmente datos sobre seguimiento. A modo de ejemplo, para los pacientes del año 1992, el registro de cáncer disponía de datos de seguimiento a los 5 años del 70% de los pacientes. Estos datos nos muestran que en futuros trabajos el seguimiento activo habrá que hacerlo en aproximadamente 1 de cada 3 pacientes con cáncer.

METODOS DE ANÁLISIS Y PRESENTACION DE LOS RESULTADOS

Indicadores de supervivencia

Tasa de supervivencia observada. Mide la probabilidad de estar vivo a diferentes tiempos tras el diagnóstico. La tasa de supervivencia observada representa la proporción de pacientes con cáncer que sobrevive un intervalo de tiempo después del diagnóstico.

Tasa de supervivencia relativa. Definida como la "ratio" entre la tasa de supervivencia observada en un grupo de pacientes y la esperada en el mismo grupo de edad y sexo de la población general[28,30-31]. La mortalidad esperada se obtuvo de las tablas de vida de Navarra por edad, sexo y período. La supervivencia relativa se calculó utilizando un procedimiento por el cual la supervivencia observada se ajusta por la mortalidad esperada. La tasa de supervivencia relativa aproxima la probabilidad que tendría un paciente de no morir de causas asociadas específicamente con el cáncer antes de un período después del diagnóstico. Generalmente es más alta que la tasa de supervivencia observada.

El error estándar de la tasa de supervivencia relativa se calculó usando la formula de Greenwood. Los intervalos de confianza al 95% fueron constreñidos para no ser negativos. El límite superior puede resultar mayor de 1 (o >100% cuando se expresa en porcentaje). Esto no supone ningún problema teórico puesto que la supervivencia relativa puede exceder a uno, si la supervivencia observada en los pacientes es mayor que la correspondiente supervivencia esperada en la población general.

Tasa de supervivencia relativa ajustada por la edad. Muchos fenómenos biológicos se relacionan con la edad, no hay por ello razones de que no ocurra así con la supervivencia. Para comparar la supervivencia entre diferentes poblaciones podemos, o bien utilizar las supervivencias por grupos de edad o las tasas de supervivencia ajustadas. El ajuste de las tasas de supervivencia se ha realizado para cada tipo de tumor mediante el método directo, utilizando como estándar la proporción de casos por grupos de edad en el conjunto de poblaciones europeas participantes EUROCARE-2. Las tasas ajustadas son generalmente bastante similares a las crudas; sin embargo, cuando los casos son escasos, el ajuste puede afectar de manera importante a las tasas ajustadas resultantes. Se calcularon los errores estándar y el intervalo de confianza al 95%. Las tasas ajustadas de los hombres y mujeres se calcularon utilizando la misma población estándar lo que permite evaluar las diferencias entre sexos además de las diferencias entre países.

No se han podido calcular las tasas ajustadas cuando no había casos en uno o más grupos de edad, lo que implica la existencia de valores "perdidos" para los valores de algunas tasas ajustadas. Se han calculado las tasas ajustadas únicamente para el período 1985-89 y no para el período 1990-94.

Indicadores de frecuencia de cáncer

Tasa de incidencia. La tasa de incidencia de cáncer es el número de nuevos cánceres de una localización/tipo que ocurren en una población específica durante un año, expresada generalmente como el número de cánceres en la población de riesgo por 100.000.

$$\text{Tasa de incidencia} = (\text{Nuevos cánceres}/\text{Población}) \times 100.000$$

El numerador de la tasa de incidencia es el número de nuevos cánceres; el denominador de la tasa de incidencia es el tamaño de la población. El número de nuevos cánceres puede incluir múltiples primarios diagnosticados en un paciente. La población utilizada depende del tipo de tasa que se calcule. Las tasas de incidencia se calculan para cada tipo de cáncer y por sexos. Todas las tasas de incidencia presentadas en este trabajo son ajustadas por edad a la población estándar mundial.

Tasa de mortalidad. La tasa de mortalidad es el número de muertes por un tipo de cáncer que se han producido en una población durante un año, expresada generalmente como el número de muertes en la población de riesgo por 100.000.

Tasa de mortalidad= (Muertes por cáncer/Población) × 100.000

El numerador de la tasa de mortalidad es el número de muertes; el denominador de la tasa de mortalidad es el tamaño de la población. La población utilizada depende del tipo de tasa que se calcule. Las tasas de mortalidad se calculan para cada tipo de cáncer. Todas las tasas de mortalidad presentadas en este informe son ajustadas por edad a la población estándar mundial.

Población estándar. Una población estándar para un área geográfica, la europea o la mundial, es una tabla que recoge las proporciones de población en los diferentes grupos de edad; 0, 1-4, 5-9, ... 80-84 y +85. En este estudio se ha utilizado la población estándar mundial[13].

Tasa ajustada por edad. Una tasa de incidencia o mortalidad ajustada por edad es la media ponderada de las tasas específicas por edad, siendo los pesos la proporción de personas en el correspondiente grupo de edad en la población estándar seleccionada, en nuestro caso la población estándar mundial. El potencial efecto confusor de la edad es reducido cuando se comparan las tasas ajustadas calculadas utilizando la misma población estándar. En este informe se ha utilizado la población estándar mundial.

Porcentaje de cambio. El porcentaje de cambio (% cambio de un estadístico en un intervalo de tiempo es):

Porcentaje de cambio= (Valor final - Valor inicial)/Valor inicial * 100

Se han calculado los porcentajes de cambio de las tasas de incidencia y mortalidad en las tablas por localización. El período inicial es 1980-84 y el período final 1990-94.

Porcentaje de cambio anual. Para las tablas 1 y 2, el porcentaje de cambio anual (PCA) se ha calculado por medio de la siguiente formula[6]

Porcentaje de cambio anual =(exp[(log(tasa1993-97)]-log(tasa 1983-87)/10)-1)*100

Presentación de los resultados

Los resultados se presentan en dos partes. En la primera, se resumen datos globales de supervivencia para los tipos de cáncer más frecuentemente diagnosticados entre 1985-94 y se comparan con los datos publicados por EUROCARE para otros países. La supervivencia se analiza al primer año, a los 3 y a los 5 años para los períodos 1985-89 y 1990-94.

Los datos de supervivencia observada y relativa se presentan globalmente, por sexos y por grupos de edad (15-44, 45-54, 55-64, 65-74 y 75 años y más). Se presenta igualmente la tasa de supervivencia relativa ajustada por edad. Las comparaciones con los datos de EUROCARE se realizan utilizando la tasa de supervivencia relativa ajustada por edad.

En una segunda parte se presentan, localización por localización, las estadísticas de supervivencia observada y relativa en los diferentes grupos de edad y sexo y para los dos períodos. Además de los datos de supervivencia se incluyen unos datos evolutivos de la incidencia y mortalidad en el período 1980-1994.

INDICADORES DE CALIDAD DE LOS DATOS SUPERVIVENCIA

Antes de comparar las tasas de supervivencia de los pacientes con cáncer procedentes de diferentes regiones o países se recomienda considerar si las series de datos son comparables mediante la discusión de una serie de aspectos metodológicos. Ya un estudio realizado en la década de los 60 que comparaba la supervivencia de pacientes con cáncer de los Estados Unidos y de algunos países del norte de Europa encontró que, para la mayoría de los cánceres, la supervivencia era más alta en los pacientes de los Estados Unidos. En el año 2000 los datos poblacionales de supervivencia de los pacientes con cáncer europeos y americanos han sido de nuevo confrontados y analizados valorándose los posibles sesgos que afectarían a la comparabilidad de los datos que, de nuevo, mostraban supervivencias más altas entre los pacientes estadounidenses excepto para el cáncer de estómago[23].

Las diferencias pueden ser debidas a cuestiones metodológicas. Entre ellas podemos señalar las debidas a que las series que se comparen tengan una distribución etaria y por sexos diferentes. La utilización de métodos de estandarización por edad elimina este problema. La mortalidad diferencial por otras causas puede actuar como sesgo, sobre todo entre los pacientes más ancianos, debido a que la mortalidad general puede variar de unos países a otros. Este problema se resuelve calculando la supervivencia relativa como el cociente entre la supervivencia observada entre los pacientes de cáncer y la esperada en la población del mismo grupo de edad y sexo de donde provienen los pacientes.

Otros posibles sesgos se derivan de las diferencias en la definición de "caso", la calidad del registro o la exhaustividad del seguimiento del estado vital. En cuanto a la definición de caso, las comparaciones entre países se suelen realizar sobre la base de categorías de 3 dígitos de la CIE. Puede ocurrir que dentro de estas categorías existan variaciones en el *case-mix* según la sub-localización del cuarto dígito o también según la morfología que pueden hacer que las comparaciones sean menos válidas teniendo en cuenta que la supervivencia está relacionada tanto con la sublocalización como con el tipo histológico. Se ha constatado, por ejemplo, que en los Estados Unidos, el porcentaje de tumores de cardias (de peor pronóstico que otros tumores gástricos) es mayor que entre los pacientes europeos, y que es justamente para el cáncer de estómago donde la supervivencia fue más baja en aquel país (Tabla 5)[23].

Para melanoma de piel y los cánceres colorrectal, mama, próstata y cérvix uterino, la inclusión de lesiones pequeñas o clínicamente silentes identificadas mediante *screening* y actividades de diagnóstico preclínico aumentará la supervivencia en los pacientes de un área comparada con otra área donde estas actividades están menos extendidas. Se han visto, por ejemplo, importantes diferencias en la incidencia de algunos de estos tipos de cáncer entre los países europeos incluidos en EUROCARE y los correspondientes a la SEER de los Estados Unidos: próstata: 28,5 vs 79,3 por 100.000; mama: 60,6 vs 93,2; colorrectal: 28,6 vs 36,8 (Tabla 5). La mayor incidencia de estos tumores en las áreas SEER respecto a los países cubiertos por EUROCARE es probable que este influida por tales actividades diagnósticas, con la consiguiente mayor supervivencia de los pacientes americanos[23].

Tabla 5. Tasas de incidencia por 100.000 y supervivencia relativa a los 5 años (%) para 12 cánceres en pacientes adultos de Estados Unidos y Europa cuya enfermedad fue diagnosticada entre 1985-89. Tasas de supervivencia relativa ajustadas. Datos tomado de Gatta y col.[23]

Cáncer	Supervivencia		Incidencia[a]	
	Europa (EUROCARE)	Estados Unidos (SEER)	Europa (EUROCARE)	Estados Unidos (SEER)
Estómago	21,1	19,4	12,0	5,9
Colon	46,8	60,2	28,6[b]	25,5
Recto	42,7	57,3	-	11,3
Pulmón	9,1	13,0	32,4	46,8
Mama mujeres	72,5	82,4	60,9	93,2
Melanoma de piel	76	86,1	5,6	10,5
Cérvix uterino	61,8	66,1	10,2	8,2
Cuerpo uterino	73,2	83,2	10,7	17,4
Ovario	32,9	39,5	9,6	13,0
Próstata	55,7	81,4	28,5	79,3
Enf. Hodgkin	71,7	74,9	2,2	2,8
No-Hodgkin linfoma	46,7	50,3	7,6	12,4

[a] Tasas ajustadas a la población mundial. [b] Cáncer colorrectal

Diferencias en la proporción de casos conocidos sólo por certificado de defunción (DCO), la proporción de casos perdidos en el seguimiento y la proporción de casos con verificación histológica, pueden influir también en los estimadores de la supervivencia que se obtengan en los diferentes registros de cáncer. Los casos "conocidos sólo por certificado de defunción", se excluyen de los estudios de supervivencia entre otros motivos porque se desconoce la fecha de diagnóstico. Se trata de pacientes que tienen poco contacto con los hospitales (o habrían sido incluidos en el registro de cáncer) y cuya exclusión de los análisis de supervivencia probablemente infla las cifras de supervivencia[39]. El porcentaje de DCO varía de unos registros a otros y puede actuar como factor de confusión cuando se comparan los datos de supervivencia de unas áreas a otras. El porcentaje de DCO es más alto en Europa (5%) que en los Estados Unidos (1,3% en la serie de SEER) y por lo tanto no parece una explicación para las diferencias observadas en la supervivencia (Tabla 6). En los países participantes en EUROCARE también varía el porcentaje de DCO, oscilando entre cifras muy bajas en algunos países como Finlandia (0,7%), Islandia (0,2%), cifras intermedias en Florencia (4,6%), Tarragona (4,3%) o Escocia (3,6%) y cifras muy altas en País Vasco (12,4%), Granada (13,5%) o South Thames (17,6%)[21]. El porcentaje de DCO de Navarra (6,9%) puede considerarse intermedio.

El *follow-up* o seguimiento del estado vital de los pacientes se realiza de manera diferente en los registros de cáncer dependiendo de los recursos disponibles y de las leyes que regulan el acceso a los datos de mortalidad. En la mayoría de los casos se utilizan procedimientos que mezclan el seguimiento pasivo y activo. El pasivo se realiza mediante la conexión con los datos del registro de defunciones utilizando datos de identificación y puede implicar una sobrestimación de la supervivencia debido a la incompleta conexión entre el registro de cáncer y el registro de mortalidad[40-41]. Un indicador indirecto de la calidad del seguimiento pasivo es la comparación de la supervivencia a los 5 y 10 años de cánceres de alta letalidad como leucemia mieloide aguda, pulmón, páncreas, esófago o tracto biliar. Las supervivencias altas para estos cánceres sugieren, pero no demuestran, falta de exhaustividad en el seguimiento, o también problemas de inclusión de "no casos" en los registros de cancer. EUROCARE II[21] y III (que se publicará próximamente) han encontrado que tanto en el período 1985-89 como en el período 1990-94, España presentaba supervivencias sistemáticamente elevadas para los tumores de alta letalidad, siendo estos hallazgos consistentes con posibles problemas de seguimiento[21]. En el siguiente apartado "Estudios sobre comparabilidad de los datos de Navarra" se detallan el estudio realizado en Navarra para evaluar la calidad del seguimiento.

El seguimiento activo se realiza recurriendo a los médicos y a la documentación clínica del paciente y a los parientes del enfermo. Cuando se realiza seguimiento activo se genera la categoría de "perdidos" en el seguimiento, que puede actuar como sesgo de diferente manera dependiendo de cual sea la causa. Se ha observado, tanto en Europa como en los EEUU que la probabilidad de ser perdido es mayor para los pacientes con cánceres de buen pronóstico (melanoma o cérvix, por ejemplo) que en los pacientes con tumores de peor pronóstico. Hay otras variables que se han estudiado como determinantes de ser perdido; así por ejemplo, dentro de los países de EUROCARE se vio que los pacientes de Ginebra presentaban supervivencias llamativamente altas y además la supervivencia era más alta entre los extranjeros. Dos posibles explicaciones eran plausibles "a priori", el efecto del inmigrante sano que, debido a las revisiones médicas periódicas que se realizan en esta población, llevaría a un diagnostico más precoz y por lo tanto a una supervivencia más alta. La otra explicación es que los extrajeron emigrantes afectados de una enfermedad crónica como el cáncer tienden a volver a su país de origen cuanto peor es su pronóstico originando el llamado "sesgo del emigrante enfermo"[41].

Tabla 6. Indicadores de registros participantes en EUROCARE y SEER para 12 cánceres en pacientes adultos de Estados Unidos y Europa cuya enfermedad fue diagnosticada entre 1985-89.

Localización	Conocidos sólo por certificado defunción DCO %		Perdidos en el seguimiento %		Microscópicamente verificados %	
	EUROCARE	SEER	EUROCARE	SEER	EUROCARE	SEER
Estómago	8,0	2,0	0,2	0,8	78	97
Colon	5,9	1,4	0,2	1,2	80	97
Recto	3,8	0,6	0,2	1,2	80	98
Pulmón	8,7	2,2	0,1	1,1	64	93
Mama mujeres	3,3	0,7	0,3	2,6	86	99
Melanoma de piel	1,1	0,2	0,4	11,1	88	100
Cérvix uterino	1,6	0,6	0,4	8,3	93	99
Cuerpo uterino	1,6	0,4	0,4	2,6	93	100
Ovario	1,8	1,4	0,2	3,3	82	97
Próstata	4,9	1,4	0,1	0,4	83	97
Enf. Hodgkin	1,5	0,7	0,7	6,1	85	100
No-Hodgkin linfoma	3,3	1,5	0,2	2,3	84	98

El porcentaje de casos confirmados microscópicamente (por examen histológico o citológico) es otro indicador utilizado para comparar la calidad de los datos de los registros de cáncer. Los pacientes con verificación histológica presentan generalmente tasas de supervivencia más altas que los que no, debido a que la confirmación histológica está generalmente ausente en los pacientes que no son intervenidos quirúrgicamente. Cuando se comparan los datos de Europa y los Estados Unidos (Tabla 6), se observa un menor porcentaje de casos microscópicamente verificados en Europa (entre 80-90%, dependiendo del tipo de tumor) que en los Estados Unidos (próximo a 100%) que sugiere que, por lo que sea, menos pacientes reciben cirugía en Europa que en los Estados Unidos o que los casos no-quirúrgicos se registran menos en aquel país o ambas circunstancias[23] (Tabla 6). Entre los países participantes en EUROCARE, los registros de los países nórdicos, de Holanda o Francia presentan los porcentajes más altos de casos microscópicamente verificados mientras que en el otro extremo se encuentran los registros de Portugal o algunos italianos. En el período 1990-94 los datos del registro de Navarra sitúan estos porcentajes por encima de la media aunque no entre las cifras más altas (estómago: 88 en Navarra vs 78% en EUROCARE; colon 89 vs 81%; próstata 87 vs 83%; melanoma 99 vs 97%).

Las diferencias reales en la supervivencia pueden ser explicadas por tres 3 factores: sesgo por adelanto en el diagnóstico debido a una detección más precoz del tumor (*lead time bias*), mejor pronóstico debido a una mejor respuesta al tratamiento en estadios más precoces de la enfermedad y en tercer lugar a la existencia de protocolos de tratamiento más agresivos (o efectivos). Los dos últimos llevan a una auténtica ventaja en la supervivencia[23]. Cuando se comparan los datos de Europa y América se argumenta que los 3 factores parecen ser más prevalentes en los Estados Unidos, aunque los datos disponibles actualmente no permiten concluir al respecto. Por ejemplo, se argumenta que el diagnóstico precoz parece responsable del "sesgo por adelanto en diagnóstico" particularmente para el cáncer de próstata y mama en los Estados Unidos. El aumento dramático del cáncer de próstata en los EEUU se debe, al menos en parte, al incremento del uso de cirugía en los adenomas que ha comportado un aumento de casos incidentes de cáncer de próstata asintomáticos y a la generalización del uso de nuevos procedimientos diagnósticos, sobre todo el antígeno especifico de próstata[42]. Un reflejo de lo anterior es la gran diferencia en las tasas de incidencia de cáncer de próstata en Europa y los Estados Unidos (28,5 vs 79,3 casos por 100.000). Con relación a este mismo tumor, las diferencias en la supervivencia son muy altas en el primer año lo que refuerza el argumento de la existencia de un factor de "diagnóstico precoz" entre los pacientes americanos[23].

También, parte del aumento de la incidencia de cáncer de mama en países como los Estados Unidos entre los 70 y los 90 se atribuye a una mayor utilización de la mamografía[43]. El uso amplio de la mamografía implica el diagnóstico de tumores en estadios precoces y también de los llamados *"minimal breast cáncer"* que inflan tanto las tasas de incidencia como de supervivencia[23]. En Europa también se observa una correlación positiva entre incidencia y supervivencia: Suecia, Finlandia, Islandia, Francia o Suiza son los países con mayores tasas de incidencia y supervivencia y donde los programas de "screening" son más activos. También para el cáncer colorrectal se argumenta que el uso más extendido de la sigmoidoscopia y el test de sangre oculta en heces en los Estados Unidos puede jugar un rol importante en las diferencias de supervivencia entre los europeos y americanos del norte.

De cualquier manera para poder clarificar a qué se deben las diferencias de supervivencia, se requieren estudios que contemplen la recolección de variables tales como estadio al diagnóstico, procedimientos diagnósticos utilizados para definir el estadio del tumor, tratamientos aplicados y extensión en que tales tratamientos son aplicados en los diferentes grupos de edad, etnia o clase social [23].

ESTUDIOS SOBRE COMPARABILIDAD DE LOS DATOS DE NAVARRA

Cuando como en el caso de Navarra se realiza fundamentalmente seguimiento pasivo, los pacientes se consideran vivos a no ser de que su muerte haya sido registrada en el registro de cáncer ya sea por información procedente del registro de mortalidad o por información disponible del hospital.

Con el objetivo de estudiar la validez del seguimiento pasivo se realizó una investigación complementaria mediante seguimiento activo en los pacientes diagnosticados en el año 1994 y que continuaban vivos según los datos del registro 5 años más tarde. Asumiendo que los errores y la eficiencia puedan ser bastante similares para el resto de pacientes diagnosticados en otros años, los resultados proporcionan una idea de la sobrestimación de la supervivencia al utilizar únicamente el seguimiento pasivo. La búsqueda activa se realizó en las siguientes fuentes:

- Registros de urgencias, altas hospitalarias y consultas externas de los hospitales públicos de Navarra.
- Base de datos de la tarjeta sanitaria.
- Centros de salud.
- Padrones municipales.

En el año 1994, el registro de cáncer de Navarra registró 2.701 casos de cáncer, de los que 1.757 cumplían los criterios de caso para el estudio de la supervivencia. Tras el seguimiento pasivo, de los 1.757 pacientes, 1014 habían fallecido y 743 continuaban vivos a los 5 años. La búsqueda activa se realizó en los 743 pacientes y se inició en los registros hospitalarios. Sí existía un registro que indicaba que la persona había estado ingresada, había acudido a urgencias o a una consulta externa en una fecha posterior a los 5 años tras el diagnóstico del cáncer se consideró que estaba viva. Cuando no hubo información en los hospitales se contactó con los servicios de admisión de los centros de salud, investigándose en los mismos la fecha de la última consulta. Finalmente en un pequeño porcentaje se consultaron los padrones municipales.

Tras la investigación complementaria, de los 743 pacientes se encontró que 16 habían fallecido en el intervalo de 5 años tras el diagnóstico. Hubo 28 pacientes que tras investigar todas las fuentes se consideraron perdidos, emigrados o no localizados para conocimiento de su estado vital a los 5 años del diagnóstico (Fig. 6).

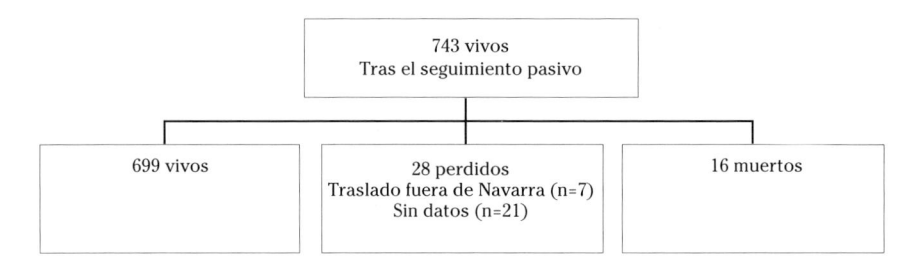

```
                    ┌─────────────────────────┐
                    │      743 vivos          │
                    │ Tras el seguimiento pasivo │
                    └─────────────────────────┘
                         │        │        │
        ┌────────────┐   │   ┌─────────────────────────┐   │   ┌────────────┐
        │ 699 vivos  │───┘   │      28 perdidos        │   └───│ 16 muertos │
        │            │       │ Traslado fuera de Navarra (n=7) │            │
        │            │       │      Sin datos (n=21)    │      │            │
        └────────────┘       └─────────────────────────┘      └────────────┘
```

Figura 6. Resultado de las investigaciones suplementarias en los pacientes supervivientes de larga duración. Año 1994.

En la tabla 7, se presenta el estado vital de los 1.757 pacientes a los 5 años de seguimiento, según si se realizó el seguimiento activo o pasivo. Los datos se presentan en global y para los pacientes con cáncer de estómago, pulmón, próstata y mama.

Globalmente para todos los pacientes varones con cáncer, la supervivencia observada a los 5 años fue de 36,8% si se utilizaban los datos del seguimiento pasivo y de 35,4% si se completa con el seguimiento activo y entre las mujeres de 50,3 y 48,4%, respectivamente (Tabla 8). La sobreestimacion de la tasa de supervivencia fue de 14% para los pacientes con cáncer de pulmón, 4% para cáncer de estómago, 1,2 % para cáncer de próstata y 0,7% para cáncer de mama.

Tabla 7. Estado vital de los pacientes diagnosticados de cáncer en el año 1994 según si el seguimiento fue pasivo ó activo (pasivo a través del registro de mortalidad o activo en múltiples fuentes).

	Pacientes	Seguimiento pasivo		Seguimiento activo		
		Muertos	Vivos	Muertos	Perdidos	Vivos
Hombres						
Neoplasias malignas	1048	662	386	672	13	363
Estómago	77	60	17	60	2	15
Pulmón	181	164	17	166	2	13
Próstata	175	82	93	83	3	89
Mujeres						
Neoplasias malignas	709	352	357	358	15	336
Estómago	48	38	10	38	3	7
Pulmón	10	9	1	9	0	1
Mama	207	55	152	56	2	149

Tabla 8. Supervivencia observada a los cinco años (%) de los pacientes con cáncer diagnosticados en el año 1994 según el tipo de seguimiento (activo o pasivo). Navarra. Año 1994.

		Supervivencia observada (%)	
Localización		Seguimiento pasivo	Seguimiento activo
Hombres			
Neoplasias malignas	N= 1048	36,8	35,4
Estómago	N= 77	22,1	20,3
Pulmón	N= 181	9,3	7,3
Próstata	N= 175	53,1	52,0
Mujeres			
Neoplasias malignas	N= 709	50,3	48,4
Estómago	N= 48	20,8	17,7
Pulmón	N= 10	10,0	10,0
Mama	N=207	73,4	72,7

En el caso de Navarra, se ha comprobado que el método de seguimiento del estado vital utilizado por el registro de cáncer no garantiza una exhaustividad completa lo que lleva a una sobrestimación de los estimadores de las tasas de supervivencia. Es decir, que los datos reales estarían ligeramente por debajo de lo publicado por este estudio. Es evidente que los estudios de supervivencia futuros que se hagan desde el registro de cáncer de Navarra deberán contemplar el seguimiento de los pacientes, no sólo a través del registro de mortalidad de Navarra sino en fuentes complementarias.

No existen estudios similares en otros registro de cáncer de España participantes en EUROCARE aunque los datos de la tabla 9, que recoge las tasas de supervivencia de los cánceres de alta letalidad, son consistentes con posibles problemas en el seguimimiento, como señalan los autores de EUROCARE 2 y 3.

Tabla 9. Supervivencia relativa a los 5 años de cánceres de alta letalidad (casos de 1990-1994). En negrita los valores "outliers". Datos de EUROCARE 3.

	AML*	Pleura	Pulmón	Pancreas	Tracto biliar	Higado	Esófago
Austria	18	6	**15**	6	**20**	7	4
Checoslovaquia	16	12	8	6	9	3	5
Dinamarca	12	3	7	2	7	2	5
Inglaterra	17	5	8	4	12	7	10
Estonia	3	11	8	6	11	2	4
Finlandia	**25**	6	9	3	8	4	8
Francia	**20**	4	**15**	4	17	8	11
Alemania	17	7	12	5	17	5	12
Islandia	25	0	11	3	**24**	**16**	**14**
Italia	14	6	11	5	11	7	9
Malta	9	-	6	4	0	0	0
Holanda	16	2	12	3	12	7	9
Noruega	10	4	10	3	10	3	6
Polonia	2	6	7	4	5	2	4
Escocia	16	3	7	3	12	5	8
Eslovaquia	13	9	8	6	11	4	3
Eslovenia	13	7	10	2	7	5	6
España	**20**	**15**	**13**	**6**	**19**	**10**	**14**
Suiza	18	5	**13**	4	13	5	**13**
Gales	18	3	8	5	11	6	8
Pool europeo	16	5	12	5	13	7	10

*AML: Leucemia mieloide aguda

RESULTADOS GLOBALES

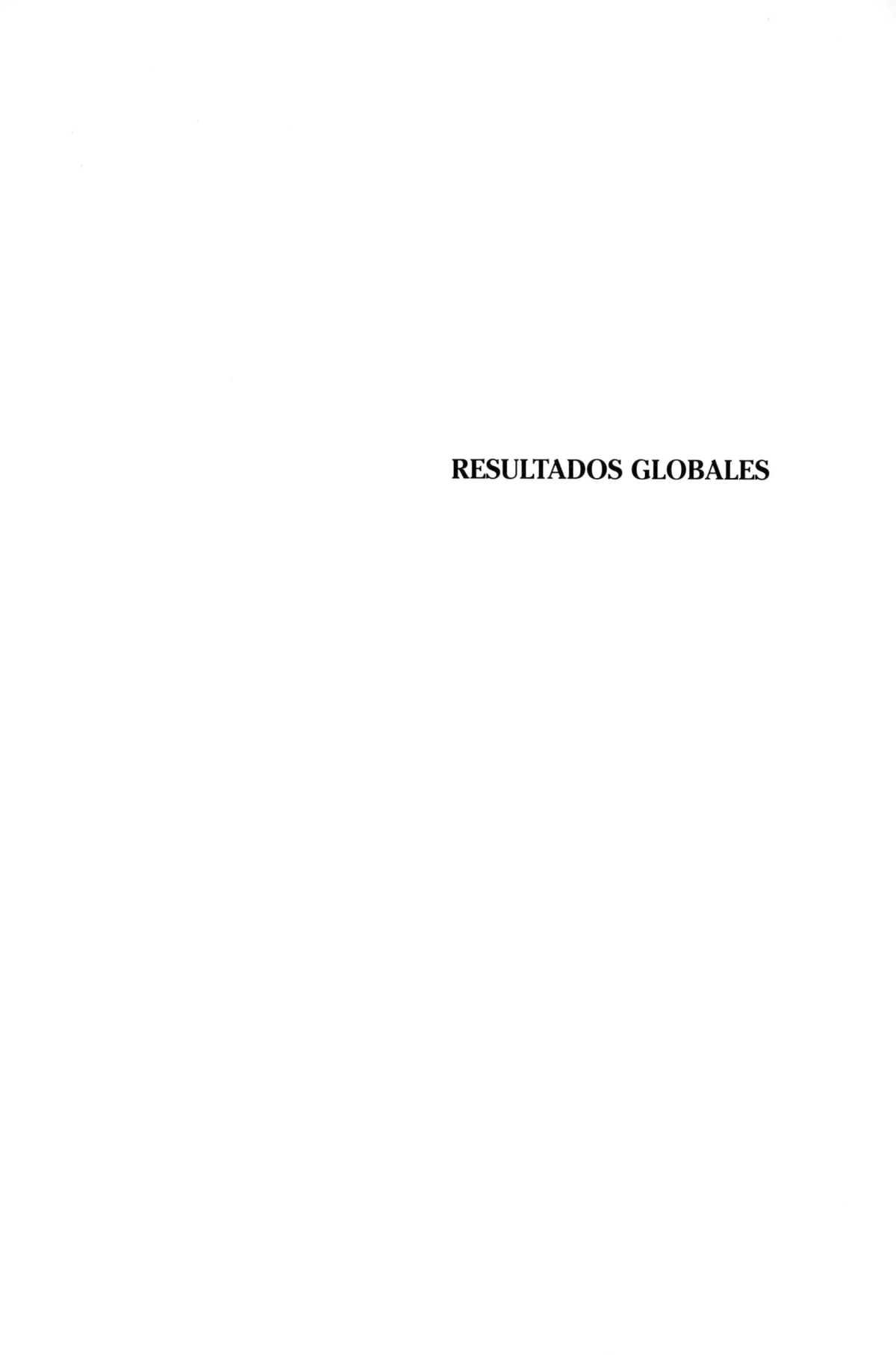

SUPERVIVENCIA DE LOS PACIENTES CON CÁNCER DE NAVARRA

El registro de cáncer de Navarra abarca a toda la población residente en esta comunidad por lo que las estadísticas de supervivencia presentados a continuación son representativos de la misma. Se debe considerar que los datos presentados en este informe reflejan el pronóstico de los pacientes con cáncer diagnosticados hace diez años (entre1985-1994) por lo que la fotografía de los pacientes diagnosticados posteriormente es, probablemente, mejor que la proporcionada por esta investigación[44]. Los análisis sobre la tendencia temporal de la supervivencia realizados por EUROCARE en Europa y por el programa SEER de los Estados Unidos, así como los datos de otros estudios revelan que la supervivencia esta aumentado para muchos tumores.

Considerando conjuntamente a todos los pacientes con cáncer diagnosticados en el período 1990-94 en Navarra, la supervivencia observada a los 5 años fue de 36,2% en los hombres y 54,2% en las mujeres y la supervivencia relativa de 43,9 y 61,2%, respectivamente (Tabla 10).

Conocer la supervivencia para todos los cánceres combinados, que representan un grupo amplio y heterogéneo de cánceres, es relevante desde el punto de vista de la salud pública como indicador del funcionamiento global del sistema sanitario en el manejo de los pacientes con cáncer, pero es menos relevante para los oncólogos o epidemiólogos que prefieren referirse a un determinado tipo de cáncer. Este indicador referido a todos los tumores combinados está muy influido por el peso relativo de las diferentes localizaciones y no se puede comparar, sin previos ajustes de las tasas, ni entre países ni entre sexos. El peso que tienen los diferentes tipos de cáncer en cada sexo es diferente y explica las fuertes diferencias entre hombres y mujeres. Por ejemplo, mientras que se diagnosticaron una media de 213 casos de cáncer de pulmón al año entre los varones (el 17% de todos los cánceres), los casos entre las mujeres fueron 22 (2%), y considerando que la supervivencia de estos pacientes es muy baja su influencia sobre la tasa global de supervivencia es diferente en los hombres y en las mujeres.

Los datos referidos a la supervivencia por grupos de edad muestran que tanto las tasas de supervivencia observada (que no consideran el riesgo de muerte por otras causas), pero también las tasas de supervivencia relativa, que ajustan por la mortalidad por otras causas, diminuyen con la edad. Considerando conjuntamente todos los tipos de cáncer, la supervivencia relativa fue de 68% en el grupo de 15-44 años, 62,4% entre 45-54 años, 52,4% en el grupo de 55-64 años, 45,8% en el grupo de 65-74 y 42,7% entre los de mayores de 74 años. Un patrón similar ha sido descrito por EUROCARE-III entre los pacientes diagnosticados en el período 1990-94, oscilando las tasas de supervivencia relativa a los 5 años entre 61% en los hombres de 15-44 años y 37% entre los mayores de 75 años, mientras que en las mujeres de los mismos grupos de edad oscilaron entre 73% y 39%.

SUPERVIVENCIA SEGÚN EL TIPO DE TUMOR

La tabla 10 y los figuras 7 y 8 muestran las tasas de supervivencia a los 5 años de los pacientes diagnosticados de cáncer en Navarra entre 1990-94 según el tipo de cáncer.

Entre los hombres mayores de 15 años diagnosticados de cáncer (Tabla 10 y fig. 7), destacan por presentar altas supervivencias las localizaciones de tiroides, testículo, melanoma, vejiga o enfermedad de Hodgkin. En el otro extremo se encuentran los pacientes diagnosticados de cáncer de hígado, páncreas, esófago o pulmón que presentan tasas de supervivencia relativa a los 5 años en el intervalo 5-12%.

Entre las mujeres mayores de 15 años diagnosticadas de cáncer, destacan por presentar tasas de supervivencias a los 5 años por encima de 75%, las pacientes con cáncer de tiroides, melanoma, mama, útero, laringe y cérvix. En el otro extremo y por presentar supervivencias por debajo del 25% a los 5 años se encuentran las pacientes diagnosticadas de cáncer de páncreas, hígado, pulmón o sistema nervioso (Fig. 8).

El rango de las tasas de supervivencia según la localización tumoral observado en Navarra es muy similar a la publicada por EUROCARE II en los países europeos para los pacientes diagnosticados en el período 1985-89: los pacientes con cáncer de testículo, tiroides o melanoma son los que presentaban supervivencias más altas y en el otro extremo destacan por presentar bajas supervivencias los pacientes con cáncer de páncreas, hígado, pleura, esófago o pulmón[21].

El rango de las supervivencias refleja la historia natural de los tumores y la eficacia de las terapias[21]. En Navarra, como en otras latitudes, entre los tumores con supervivencias más altas se encuentran los que responden bien a los tratamientos (el cáncer de testículo o la enfermedad de Hodgkin); u otros que tienen un relativo buen pronóstico, especialmente cuando son adecuadamente tratados (cáncer de mama, o melanoma). Los tumores muy agresivos para los que las terapias tienen una nula o pequeña eficacia se encuentran en el otro extremo mostrando bajas supervivencias (cáncer de páncreas o pulmón)[21].

Tabla 10.- Supervivencia observada y relativa (%) a los 5 años de los pacientes diagnosticados de cáncer durante 1990-94 por sexo en Navarra.

Localizacion (CIE-9)	Número pacientes Hombres	Obs* Hombres 1990-94	Rel** Hombres 1990-94	Número pacientes Mujeres	Obs* Mujeres 1990-94	Rel** Mujeres 1990-94
Labio (140)	113	84,9	100,0	13	84,6	100,0
Lengua (141)	46	41,3	45,1	11	36,3	38,1
Esófago (150)	97	8,2	9,1	13	30,7	36,8
Estómago (151)	427	20,8	26,0	210	21,9	26,5
Colon (153)	405	40,0	51,0	304	45,7	55,7
Recto (154)	250	35,2	45,1	167	50,2	58,5
Hígado (155)	117	4,2	5,2	51	9,8	11,6
Vesícula (156)	64	10,9	13,6	88	12,5	16,1
Páncreas (157)	122	5,7	6,8	98	2,0	2,4
Laringe (161)	243	58,0	64,8	3	66,6	75,8
Pulmón (162)	823	10,8	12,7	67	10,4	11,7
Melanoma (172)	56	62,5	73,2	76	73,6	84,5
Mama (174-5)	9	44,4	58,6	1229	75,5	81,5
Cérvix (180)				77	71,4	75,3
Útero (182)				223	67,2	73,4
Ovario (183)				141	46,8	50,5
Vagina, Vulva (184)				43	55,8	69,4
Próstata (185)	689	47,1	64,0			
Testículo (186)	32	81,2	82,4			
Vejiga (188)	499	59,7	72,7	79	40,5	51,1
Riñón (189)	132	50,7	60,2	71	59,1	70,1
Cerebro (191)	97	19,5	21,8	84	17,8	19,0
Tiroides (193)	27	88,8	92,2	97	87,6	91,7
Linfoma No Hodgkin (200,202)	150	52,6	60,5	134	50,5	55,9
Enfermedad de Hodgkin (201)	31	64,5	67,9	28	57,1	59,7
Mieloma múltiple (203)	52	23,0	28,1	51	27,4	33,8
Leucemia linfática aguda (204.0)	9	22,2	24,2	1	-	-
Leucemia linfática crónica (204.1)	41	63,4	81,8	30	56,6	63,1
Leucemia mieloide aguda (205.0)	24	20,8	23,4	21	23,8	26,4
Leucemia mieloide crónica (205.1)	23	34,7	42,3	9	22,2	24,8
Leucemias (204-208)	104	41,3	50,3	68	36,7	40,8
Neoplasias malignas (140-208) excepto piel no-melanoma	4.919	36,2	43,9	3.590	54,2	61,2

* Supervivencia observada; ** Supervivencia relativa sin estandarizar por edad.

Hombres

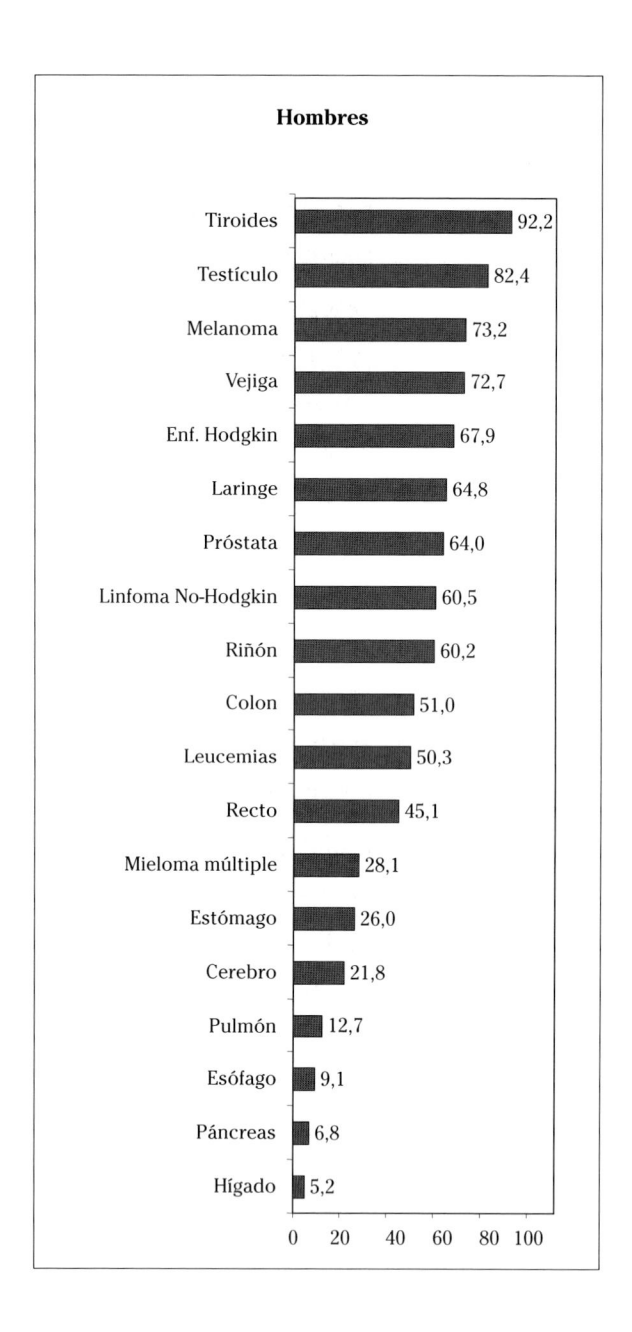

Localización	Supervivencia (%)
Tiroides	92,2
Testículo	82,4
Melanoma	73,2
Vejiga	72,7
Enf. Hodgkin	67,9
Laringe	64,8
Próstata	64,0
Linfoma No-Hodgkin	60,5
Riñón	60,2
Colon	51,0
Leucemias	50,3
Recto	45,1
Mieloma múltiple	28,1
Estómago	26,0
Cerebro	21,8
Pulmón	12,7
Esófago	9,1
Páncreas	6,8
Hígado	5,2

Figura 7. Supervivencia relativa a los 5 años de los pacientes diagnosticados de cáncer en el período 1990-94 en Navarra. Hombres.

RESULTADOS GLOBALES

Mujeres

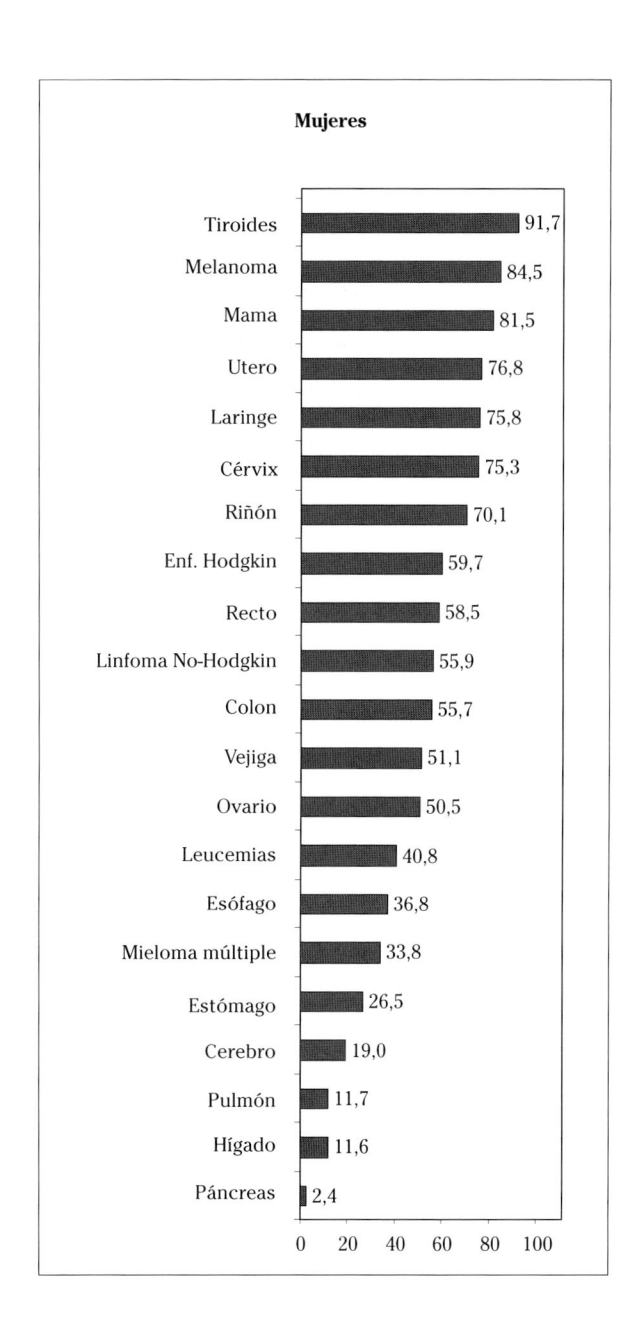

Localización	Supervivencia (%)
Tiroides	91,7
Melanoma	84,5
Mama	81,5
Utero	76,8
Laringe	75,8
Cérvix	75,3
Riñón	70,1
Enf. Hodgkin	59,7
Recto	58,5
Linfoma No-Hodgkin	55,9
Colon	55,7
Vejiga	51,1
Ovario	50,5
Leucemias	40,8
Esófago	36,8
Mieloma múltiple	33,8
Estómago	26,5
Cerebro	19,0
Pulmón	11,7
Hígado	11,6
Páncreas	2,4

Figura 8. Supervivencia relativa a los 5 años de las pacientes diagnosticadas de cáncer en el período 1990-1994 en Navarra. Mujeres.

TENDENCIAS DE LA SUPERVIVENCIA (PERÍODO 1990-94 VS 1985-89)

La supervivencia relativa global a los 5 años fue de 43,9% en los hombres y de 61,1% en las mujeres diagnosticadas en el período 1990-94, y la de los pacientes diagnosticados en el quinquenio anterior, 1985-89, de 42,1% y 53,2%, respectivamente.

En la valoración del mayor incremento de las tasas de supervivencia entre las mujeres, 15% frente al 4,2% en los hombres, se debe considerar que el peso porcentual de diferentes tumores en un quinquenio u otro es diferente en ambos sexos. Así mientras, por ejemplo, en ambos sexos ha disminuido el numero de pacientes con cáncer de estómago, entre los varones se ha observado un aumento significativo del número de pacientes con cáncer de pulmón, uno de los de menor supervivencia, mientras que entre las mujeres de Navarra se ha observado un incremento significativo del número de cánceres de mama, de mejor pronóstico, en relación con la implantación del *screening* (Tabla 11).

Entre los pacientes europeos participantes en EUROCARE y considerando conjuntamente todos los tipos de cáncer, la supervivencia ha aumentado un 10% para los pacientes diagnosticados entre 1990-94 respecto a los diagnosticados en el quinquenio anterior, 1985-89. Por sexos, entre los hombres de países como Holanda, Reino Unido o países nórdicos, donde la incidencia de cáncer de pulmón esta bajando de manera muy pronunciada, se han observado mejoras significativas de la supervivencia mientras que han sido menos pronunciadas en los países del este. La gran expansión de las actividades organizadas de *screening* de cáncer de mama en muchos países europeos durante la década de los 90 ha afectado de manera evidente a la supervivencia de las mujeres con cáncer, observándose como en Navarra aumentos significativos en muchos países.

En la figura 9 se muestra el porcentaje de cambio de las tasas de supervivencia relativa a los 5 años para los cánceres más frecuentes. Con las reservas que deben tenerse cuando, como en el caso de Navarra el número de pacientes es bastante bajo, podemos afirmar que hay un mayor número de localizaciones donde se observa un aumento de supervivencia y además los datos parecen mostrar que los incrementos son más importantes que los descensos. El registro de Tarragona, que ha publicado la supervivencia para el período 1990-94 ha mostrado igualmente mejoras en la supervivencia de bastantes tumores entre el período 1985-89 y 1990-94, incrementos que fueron estadísticamente significativos para el cáncer de mama en las mujeres y cáncer de próstata en los hombres[45].

Se disponen de datos que analizan la tendencia de la supervivencia de los pacientes con cáncer de diferentes países de Europa desde el año 1978 a través de diferentes publicaciones de EUROCARE I-II[20-22] y de los datos de EUROCARE-III que se publicarán próximamente. Para el cáncer de pulmón, el más frecuente entre los hombres europeos y el tercero más frecuente entre las mujeres europeas, se han observado incrementos moderados de la supervivencia, pasando las tasas de supervivencia relativa a los 5 años de 7,5% y 8,1% entre los hombres y mujeres diagnosticados en el período 1983-85 a cifras de 9,2% y 9,8% para los diagnosticados entre 1992-94. También en Navarra ha aumentado la supervivencia para este cáncer.

Respecto a los cánceres del tracto digestivo, los datos de Navarra muestran un incremento de la supervivencia en estómago y recto, no así en colon. EUROCARE ha observado incrementos consistentes en todos los grupos de edad y sexo, tanto para el cáncer de colon como de recto que se han atribuido a diagnósticos más precoces, mejores tratamientos y a una menor mortalidad postoperatoria, aunque persisten importantes diferencias entre países. Respecto al cáncer de estómago se ha observado una leve mejoría que algunos autores atribuyen fundamentalmente al descenso de la mortalidad operatoria[46].

El estudio EUROCARE ha mostrado que, en general en los países europeos, ha mejorado la supervivencia de los pacientes con melanoma de piel, pasando la supervivencia relativa a los 5 años de 68 y 78% en los hombres y mujeres diagnosticados en el período 1983-85 a 82 y 88%, respectivamente, entre los diagnosticados entre 1992-94. En Navarra, el incremento de la supervivencia se ha producido sobre todo en los hombres (Tabla 11).

En Navarra, la supervivencia relativa a los 5 años de las mujeres con cáncer de mama ha pasado de 71,2% entre las diagnosticadas en 1985-89 a 81,5% entre las diagnosticadas en 1990-94, es decir, un incremento de 15%. Los incrementos de la supervivencia fueron más importantes en los grupos afectados por el *screening*, en los que también se observó un incremento de la incidencia. También EUROCARE ha constatado un incremento de la supervivencia, que pasó de 70% (en las diagnosticadas en 1983-85) a 77% (en las diagnosticadas en 1992-94). Para el cáncer de mama, el más frecuente entre las mujeres de Navarra y también de Europa, se han constatado además grandes diferencias regionales en la supervivencia que se han atribuido fundamentalmente a diferencias en el estadio de los tumores al diagnóstico[47] y en relación a los esfuerzos relacionados con el diagnóstico más precoz mediante la difusión de los programas de despistage. Señalar también que parte del aumento reciente de la supervivencia se atribuye al incremento en el uso de la quimioterapia adyuvante, radioterapia y tamoxifeno[48].

Respecto a los cánceres ginecológicos los datos de Navarra muestran un incremento de la supervivencia de las pacientes con cáncer de cérvix y ovario. EUROCARE señala que la supervivencia de las pacientes con cáncer de cuerpo de útero se incrementó en un 6% entre 1983 y 1994, mientras que para el cáncer de ovario y cérvix los incrementos fueron de 4 y 2%, respectivamente.

En Navarra la supervivencia de los pacientes con cáncer de próstata ha permanecido en torno a 64% en los quinquenios analizados (Tabla 11). La supervivencia global cáncer de próstata en los países europeos, pasó de 54% a los 5 años en el período 1983-85 a 66% en el período 1992-94, observándose aumentos de la misma en la mayoría de los países. Señalar, sin embargo, que se observan importantes diferencias entre países, cifras próximas a 80% en Islandia o Austria y por debajo de 50% en países como Portugal. Las diferencias regionales y las tendencias recientes deben interpretarse con relación a la detección accidental de tumores de buen pronóstico en los tejidos de varones con hipoplasia benigna de próstata tratados con resección transuretral y más recientemente por la difusión del test PSA (antígeno prostático específico). Estos tumores localizados y asintomáticos tienen buen pronóstico e influyen de manera determinante en las estadísticas de supervivencia del cáncer de próstata de un país.

Los pacientes con cáncer de testículo han experimentado incrementos en la supervivencia en Europa (79,9% a los 5 años en el período 1978-80 y cifras por encima de 90% en la mayoría de los países entre los pacientes diagnosticados entre 1990-94). El aumento de la supervivencia ha sido muy evidente entre los pacientes jóvenes, no observándose prácticamente cambios entre los pacientes más ancianos. En Navarra el bajo número de pacientes con este tipo de tumor hacen poco valorables los cambios de un quinquenio a otro (Tabla 11). Existen tratamientos eficaces para este tumor desde la década de los 70, siendo en la actualidad este tumor uno de los de mayor superviencia.

Los cánceres de riñón y vejiga, los más frecuentes del tracto urinario, muestran una gran variabilidad en la supervivencia entre los países participantes en EUROCARE, que se atribuyen en buena medida a diferencias en la definición de caso y criterios de inclusión. No se han observado mejoras para la supervivencia del cáncer de vejiga, mientras que, como ha ocurrido en Navarra, la supervivencia de los pacientes con cáncer de riñón ha aumentado en torno a un 12% entre los períodos 1983-85 y 1991-92 en los países participantes en EUROCARE.

Se han observado aumentos en la supervivencia de los pacientes con cáncer de cerebro en la mayoría de los países europeos entre los primeros años 80 hasta 1994, siendo más evidente el incremento de la supervivencia entre los pacientes jóvenes y sin prácticamente cambios entre los pacientes más ancianos. También en Navarra los datos muestran una moderada mejoría en ambos sexos (Tabla 11).

La supervivencia de los pacientes con tumores hematológicos ha aumentado de manera moderada entre 1983 y 1994 entre los países europeos participantes en EUROCARE. Los incrementos de supervivencia mayores se han observado para el linfoma de Hodgkin (en torno a un 11%), siendo los incrementos más moderados, entre 6-8%, para el linfoma no

Hodgkin o la leucemia linfoide crónica. Los datos de Navarra pese a su poca estabilidad muestran una tendencia en el mismo sentido.

Tabla 11. Cambios en las tasas de supervivencia relativa (SR) de los pacientes con cáncer diagnosticados en los períodos 1985-1994 y 1990-4 en Navarra por sexo. Principales localizaciones. Entre paréntesis el número de pacientes.

Localizacion	SR (%) Hombres Navarra* 1985-89		SR (%) Hombres Navarra* 1990-94		SR (%) Mujeres Navarra* 1985-89		SR (%) Mujeres Navarra* 1990-94	
Labio	96,9	(140)	100,0	(113)	100,0	(11)	100,0	(13)
Lengua	45,5	(26)	45,1	(46)	85,6	(10)	38,1	(11)
Esófago	7,6	(105)	9,1	(97)	24,0	(16)	36,8	(13)
Estómago	27,9	(461)	26,0	(427)	31,2	(263)	26,5	(210)
Colon	53,9	(257)	51,0	(405)	52,9	(276)	55,7	(304)
Recto	43,7	(247)	45,1	(250)	57,2	(142)	58,5	(167)
Hígado	6,8	(123)	5,2	(117)	7,8	(45)	11,6	(51)
Vesícula biliar	19,8	(65)	13,6	(64)	13,0	(107)	16,1	(88)
Páncreas	6,0	(102)	6,8	(122)	4,6	(78)	2,4	(98)
Laringe	68,0	(259)	64,8	(243)	43,4	(5)	75,8	(3)
Pulmón	8,0	(649)	12,7	(823)	8,1	(58)	11,7	(67)
Pleura	0,0	(9)	20,9	(11)	33,7	(10)	15,1	(14)
Melanoma	57,9	(39)	73,2	(56)	85,5	(66)	84,5	(76)
Mama	54,9	(7)	58,6	(9)	71,2	(821)	81,5	(1.229)
Cérvix					63,9	(76)	75,3	(77)
Útero					76,8	(203)	73,4	(223)
Ovario					37,2	(151)	50,5	(141)
Vagina y vulva					47,4	(48)	69,4	(43)
Próstata	63,9	(531)	64,0	(689)				
Testículo	93,9	(20)	82,4	(32)				
Vejiga	71,3	(434)	72,7	(499)	68,7	(63)	51,1	(79)
Riñón	49,2	(109)	60,2	(132)	51,8	(74)	70,1	(71)
Cerebro	19,0	(101)	21,8	(97)	13,9	(72)	19,0	(84)
Tiroides	79,4	(26)	92,2	(27)	90,8	(113)	91,7	(97)
Lin. No-Hodgkin	56,6	(107)	60,5	(150)	48,5	(88)	55,9	(134)
Enf. Hodgkin	71,2	(42)	67,9	(31)	77,4	(26)	59,7	(28)
Mieloma múltiple	37,3	(42)	28,1	(52)	34,8	(36)	33,8	(51)
Leuc. linf.aguda	0,0	(4)	24,2	(9)	52,6	(4)	0,0	(1)
Leuc. linf.crónica	68,0	(48)	81,8	(41)	58,0	(31)	63,1	(30)
Leuc. mie. aguda	13,7	(16)	23,4	(24)	21,6	(17)	26,4	(21)
Leuc. mie.crónica	31,0	(19)	42,3	(23)	25,9	(8)	24,8	(9)
Leucemias	44,9	(105)	50,3	(104)	39,0	(72)	40,8	(68)
Neoplasias malig.	42,1	(4.358)	43,9	(4.919)	53,2	(3.117)	61,2	(3.590)

*Supervivencia relativa sin estandarizar por edad.

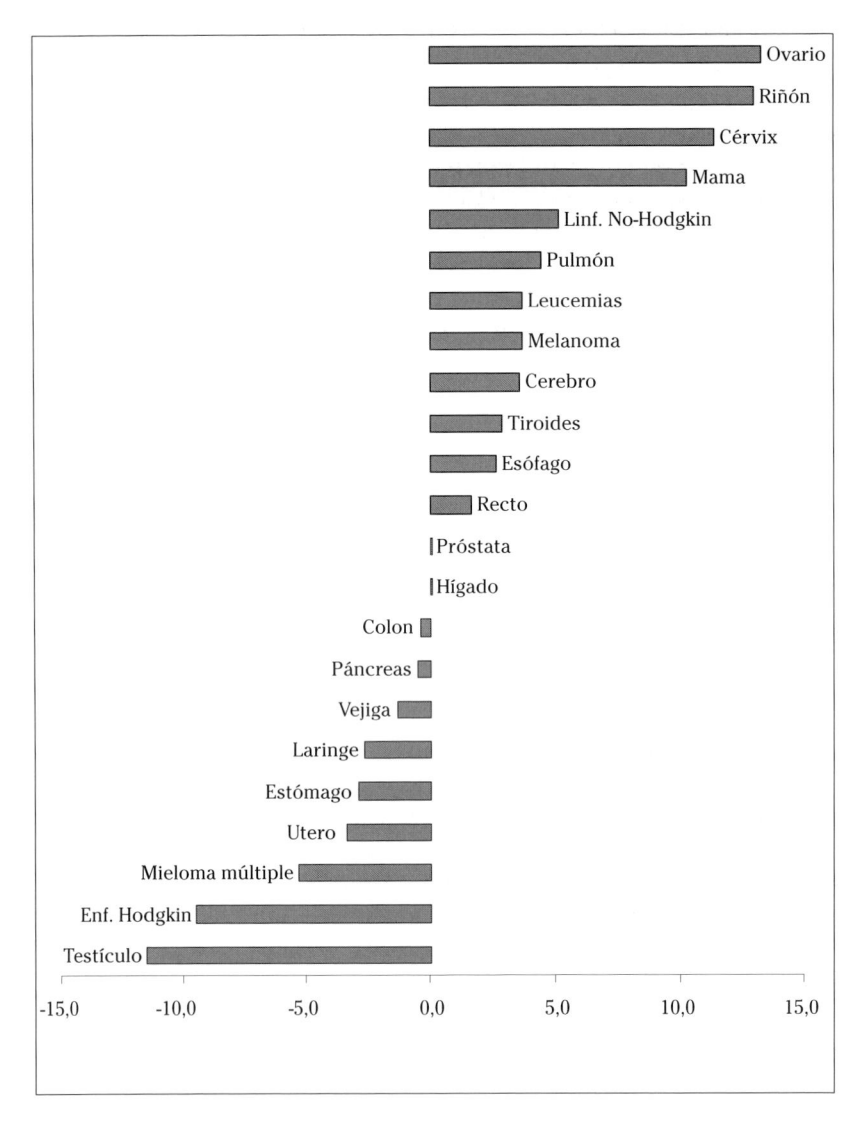

Figura 9. Cambios en la supervivencia de los pacientes adultos con cáncer de Navarra. Diferencia de la supervivencia relativa a los 5 años (1990-94 vs 1985-89).

COMPARACIONES CON OTRAS COMUNIDADES AUTÓNOMAS

Los datos de supervivencia de cáncer poblacionales son bastante escasos en España. La participación de España en EUROCARE-III se basa en los datos proporcionados por los registros del País Vasco, Navarra, Tarragona y Mallorca que aportan datos para todas las localizaciones tumorales y los registros especializados de Granada (cáncer de estomago, pulmón y mama) y Girona (cáncer ginecológico). El seguimiento vital en los registros de España se realiza, en general, a través del registro de mortalidad de las comunidades autónomas. Los redactores de EUROCARE II y III advierten de que la alta supervivencia estimada para tumores muy letales en España podría estar señalando problemas de seguimiento y por tanto una sobrestimación de las tasas de supervivencia, en la línea de lo señalado por este trabajo.

En las figuras 10 y 11 se presentan los datos de supervivencia para hombres y mujeres de Navarra y los estimados para España a través de los datos de las regiones citadas para los pacientes diagnosticados entre 1985-89. Para ajustar por la diferente distribución etaria de los pacientes la comparación se realiza exclusivamente para aquellos tipos de cáncer para los cuales se ha podido calcular la tasa ajustada de supervivencia relativa a los 5 años. Tanto en hombres como en mujeres, los datos parecen indicar que la supervivencia de Navarra y la estimada para España a través de los registros citados es bastante similar.

El registro de cáncer de Tarragona, que cubre toda la provincia, es el único registro que ha publicado datos de supervivencia para los pacientes diagnosticados en el quinquenio 1990-94 y que se recogen, junto a los datos de Navarra para el mismo período, en la tabla 12. Para los cánceres más frecuentes se ve que la supervivencia relativa a los 5 años entre los pacientes con cáncer varones es muy similar en ambas regiones: pulmón (11,1% en Tarragona vs 12,7% en Navarra); próstata (55,1 vs 64%) o estómago (29,8% vs 26,0%). Entre las mujeres el cáncer de mama presentó una supervivencia a los 5 años de 75,9% en Tarragona y 81,5% en Navarra, mientras que para el cáncer colorrectal la superviencia relativa a los 5 años fue de 27,5% en Tarragona y 26,5% en Navarra.

Tabla 12. Supervivencia relativa a los 5 años de los pacientes con cáncer diagnosticados en los períodos 1990-4 en Navarra y Tarragona por sexo. Principales localizaciones.

Localizacion	CIE	SR (%) Hombres Tarragona* 1990-94	SR (%) Hombres Navarra* 1990-94	SR (%) Mujeres Tarragona* 1990-94	SR (%) Mujeres Navarra* 1990-94
Esófago	150	8,8	9,1	18,7	36,8
Estómago	151	29,8	26,0	27,5	26,5
Colon	153	-	51,0	-	55,7
Recto	154	47,5	45,1	49,6	58,5
Hígado	155	15,0	5,2	8,0	11,6
Vesícula biliar	156	-	13,6	-	16,1
Páncreas	157	4,9	6,8	4,8	2,4
Laringe	161	59,2	64,8	72,3	75,8
Pulmón	162	11,1	12,7	20,6	11,7
Melanoma	172	65,4	73,2	88,9	84,5
Mama	174	-	-	75,9	81,5
Cérvix	180	-	-	68,0	75,3
Útero	182	-	-	73,0	73,4
Ovario	183	-	-	36,5	50,5
Próstata	185	55,1	64,0	-	-
Vejiga	188	74,2	72,7	63,3	51,1
Riñón	189	49,7	60,2	47,5	70,1
Cerebro	191	17,2	21,8	21,9	19,0
Linforma No-Hodgkin	200,202	36,1	60,5	47,4	55,9
Enf. Hodgkin	201	79,3	67,9	77,5	59,7
Mieloma múltiple	203	23,0	28,1	30,1	33,8
Leucemias	204-208	36,3	50,3	48,4	40,8
Neoplasias malignas	140-208	42,1	43,9	56,3	61,2

*Supervivencia relativa sin estandarizar por edad.

RESULTADOS GLOBALES

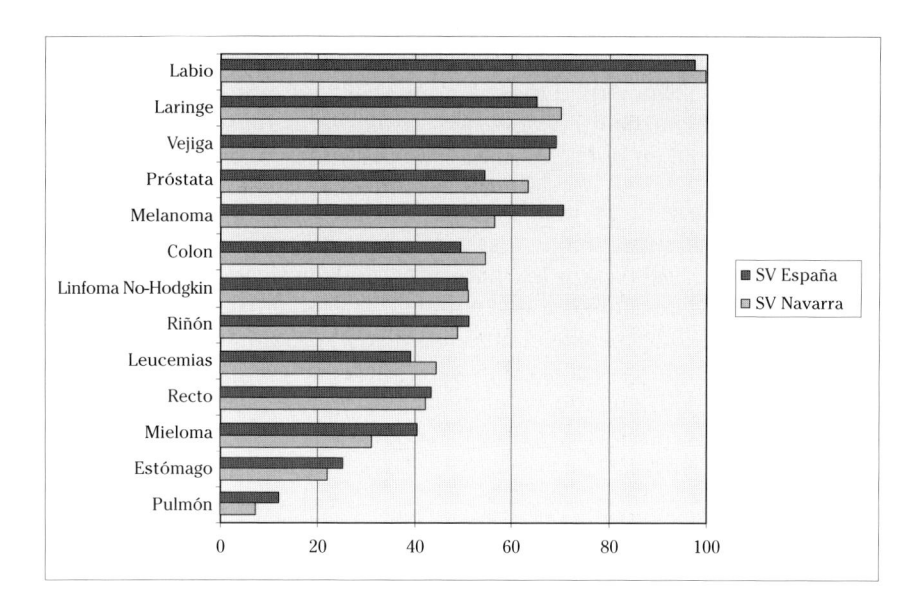

Figura 10. Supervivencia relativa a los 5 años para Navarra y la estimada para España. Tasas ajustadas. Hombres. Período 1985-89.

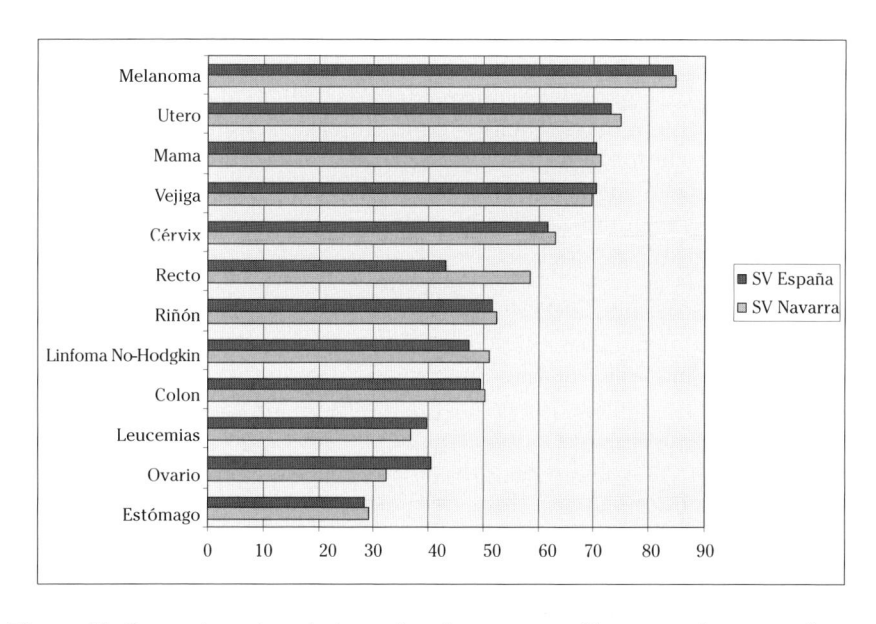

Figura 11. Supervivencia relativa a los 5 años para Navarra y la estimada para España. Tasas ajustadas. Mujeres. Período 1985-89.

COMPARACIONES INTERNACIONALES

La estandarización de los métodos realizada por el estudio EUROCARE entre los registros de cáncer de los diferentes países europeos participantes garantiza en buena medida las comparaciones a nivel europeo.

En la figura 12 se puede observar la supervivencia de Navarra comparada con la supervivencia segunda más alta de los países participantes en EUROCARE-II para los pacientes diagnosticados entre 1985-89. Los datos del gráfico sugieren que tomando estos datos como referencia existe un potencial de mejora si nos queremos aproximar al país que presenta más altas supervivencias. Por otra parte las comparaciones con el global de EUROCARE cuando en el mismo se incluyen países económicamente más pobres que Navarra no parecen prudentes si no es buscando la fácil autocomplacencia.

Para los pacientes diagnosticados en el período 1985-89, y según se recoge en la publicación de EUROCARE II[21], se observaron diferencias remarcables entre los países: Islandia, Suecia y Suiza presentaron las tasas de supervivencia más alta en los tumores más frecuentes. Igualmente para algunos tumores frecuentes, la supervivencia estuvo por encima de la media en Finlandia, Francia y Holanda. Se observaron supervivencias considerablemente más pobres en Reino Unido y Dinamarca. La supervivencia fue generalmente pobre en los países del este de Europa: Polonia, Eslovaquia y en menor grado en Eslovenia. Estas diferencias entre países fueron consistentes para todos los tumores estudiados. Respecto a los datos de España, EUROCARE advierte que debido a la poca representatividad (cobertura del 10% población aproximadamente) y al bajo número de pacientes los datos deben ser leídos con prudencia. Según el citado trabajo, la supervivencia fue generalmente próxima a la media europea en Alemania, Austria, Italia y España[21]. Tambien los datos de Navarra indican que nos encontramos en una zona de supervivencia media-alta entre los países participantes en EUROCARE.

Los datos europeos de EUROCARE se han comparado con los datos de 9 regiones de los Estados Unidos, participantes en el programa SEER. En general, para la mayoría de las localizaciones, la supervivencia es menor en los pacientes de Europa que en los pacientes de los Estados Unidos, con excepciones como el cáncer de estómago, aunque los países de Europa con mayores supervivencias se aproximan a las cifras observadas en los Estados Unidos. Para algunos tipos de tumores como próstata las diferencias son muy llamativas. Se están realizando estudios de alta resolución para determinados cánceres, como el cáncer colorrectal o el cáncer de mama, para explicar las causas que subyacen tras estas diferencias. Estos estudios analizan, junto a los datos de supervivencia, variables relativas al estadiaje, histología, sublocalizacion o los tratamientos instaurados.

En relación al cáncer colorrectal, los estudios preliminares indican que la supervivencia de los pacientes de los Estados Unidos es más alta que la de todos los países europeos estudiados incluso de los más desarrollados, siendo las diferencias más pronunciadas en los pacientes más ancianos. Se observaron diferencias en el case mix con una mayor proporción de pólipos en los Estados Unidos. Respecto al cáncer de mama, cuando se comparan las pacientes europeas con las americanas y sobre todo entre las mujeres de más edad, se ha encontrado un porcentaje más alto de casos en estadios precoces en los Estados Unidos que nos estarían indicando mayores esfuerzos para diagnosticar este tipo de casos en aquel país.

En la figura 13 se puede observar la supervivencia de Navarra comparada con la publicada por la SEER, para el período 1985-89. También en el caso de Navarra las diferencias son importantes para los cánceres de próstata, mama o colorrectal.

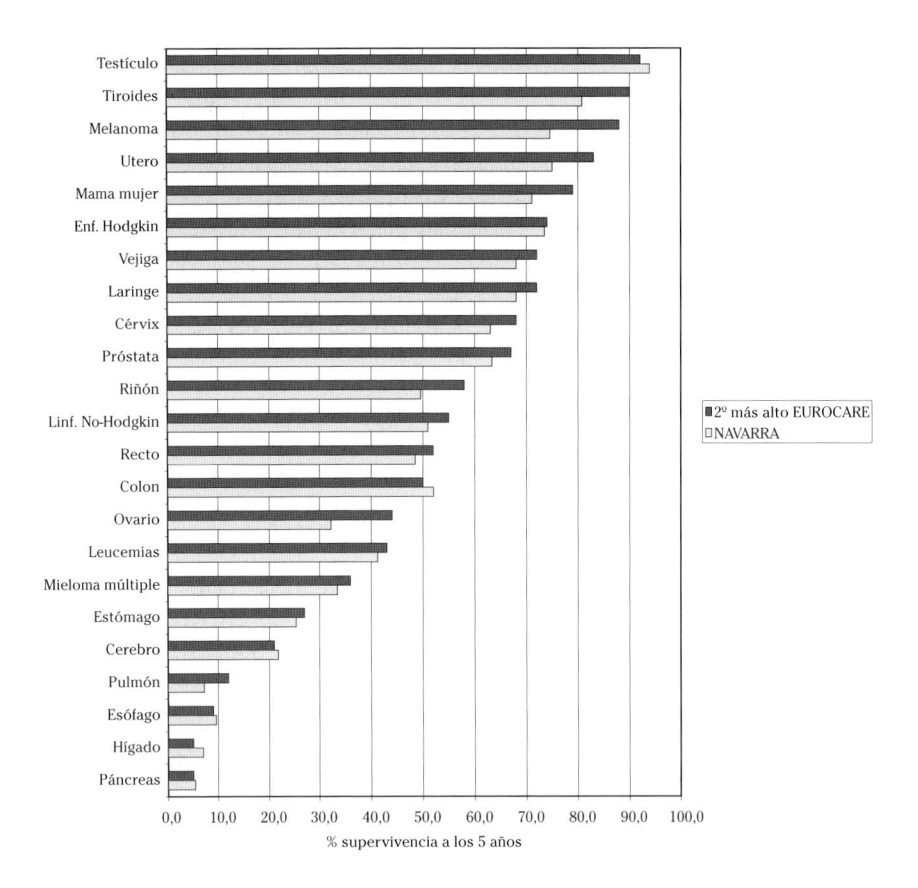

Figura 12. Tasa de supervivencia segunda más alta entre los paises de EUROCARE y tasa de Navarra. Tasas ajustadas de supervivencia relativa a los cinco años. Período 1985-89.

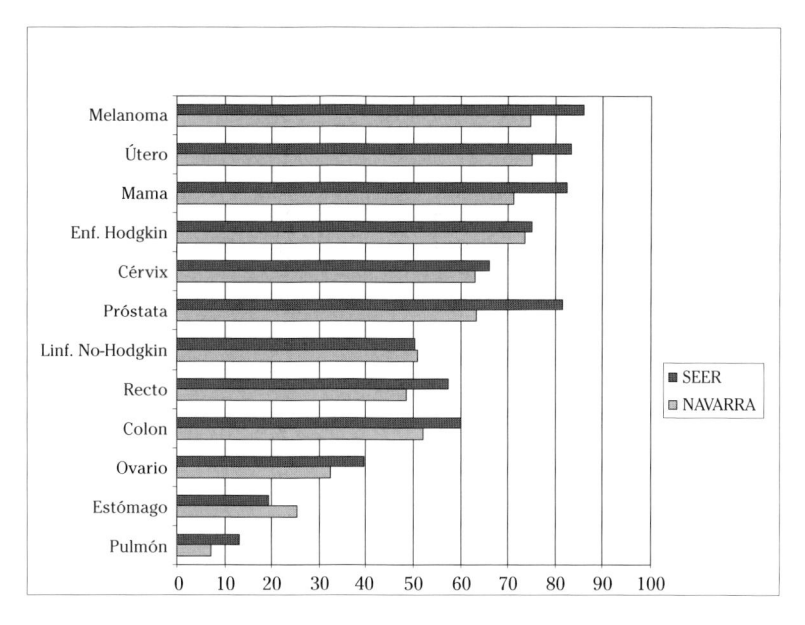

Figura 13. Tasa de supervivencia relativa a los 5 años para la SEER y Navarra. Período 1985-89.

CONCLUSIONES

El estudio presentando ha supuesto un avance en el conocimiento del cáncer en la población de Navarra. Por primera vez se dispone de datos de la supervivencia de todos los pacientes de nuestra comunidad, abarcando desde pacientes tratados en hospitales universitarios a hospitales comarcales y que resumen en cierta manera el trabajo de todos los servicios encargados de diagnosticar y tratar el cáncer. La metodología utilizada, similar a la desarrollada en países de nuestro entorno, ha permitido aunque con algunas cautelas comparar nuestras estadísticas con las de otros países.

Los datos presentados tienen, sin embargo, limitaciones como la no desagregación por variables relacionadas con las características de cáncer (estadiaje, tipo histológico); los pacientes (nivel socioeconómico) o con aspectos de la organización sanitaria (hospital, tipo de servicio). Los datos publicados en 2003 se refieren a pacientes diagnosticados antes de 1995 y pueden resultar "poco actuales" pues no recogen los avances que tanto en la diagnóstico precoz como en el tratamiento se han producido en los últimos años. Ilustran, sin embargo el pronóstico de los pacientes de los 90 y pueden servir para evidenciar los avances que se vayan produciendo en los años siguientes.

Este estudio nos ha llevado a considerar la introducción de algunas mejoras para futuros trabajos: en primer lugar la conveniencia de que el seguimiento del estado vital se realice utilizando la información clínica de los pacientes, tanto hospitalaria como de atención primaria, y no solamente la derivada del registro de mortalidad, lo que permitiría obtener datos más precisos corrigiendo por la sobrestimación que produce el seguimiento pasivo y que en el caso del registro de Navarra oscila entre 1-14%, dependiendo del tipo de tumor.

Respecto al significado de los datos, señalar que la supervivencia encontrada en Navarra es similar a la estimada para España a través de los registros de cáncer del País Vasco, Tarragona, Mallorca y la propia Navara y que se sitúa en torno a la media europea de EUROCARE. Los datos sugieren que si tomamos como referencia aquellos países que muestran las más altas supervivencias (Suecia o Suiza) dentro del estudio EUROCARE o también los publicados por el programa SEER de los Estados Unidos existe un potencial de mejora que se deberá recorrer en los próximos años. Los datos parecen indicar por otra parte que la supervivencia puede estar aumentando, hecho que habrá que corroborar con el estudio de series más próximas a los pacientes que actualmente se diagnostican.

RESULTADOS POR LOCALIZACIONES

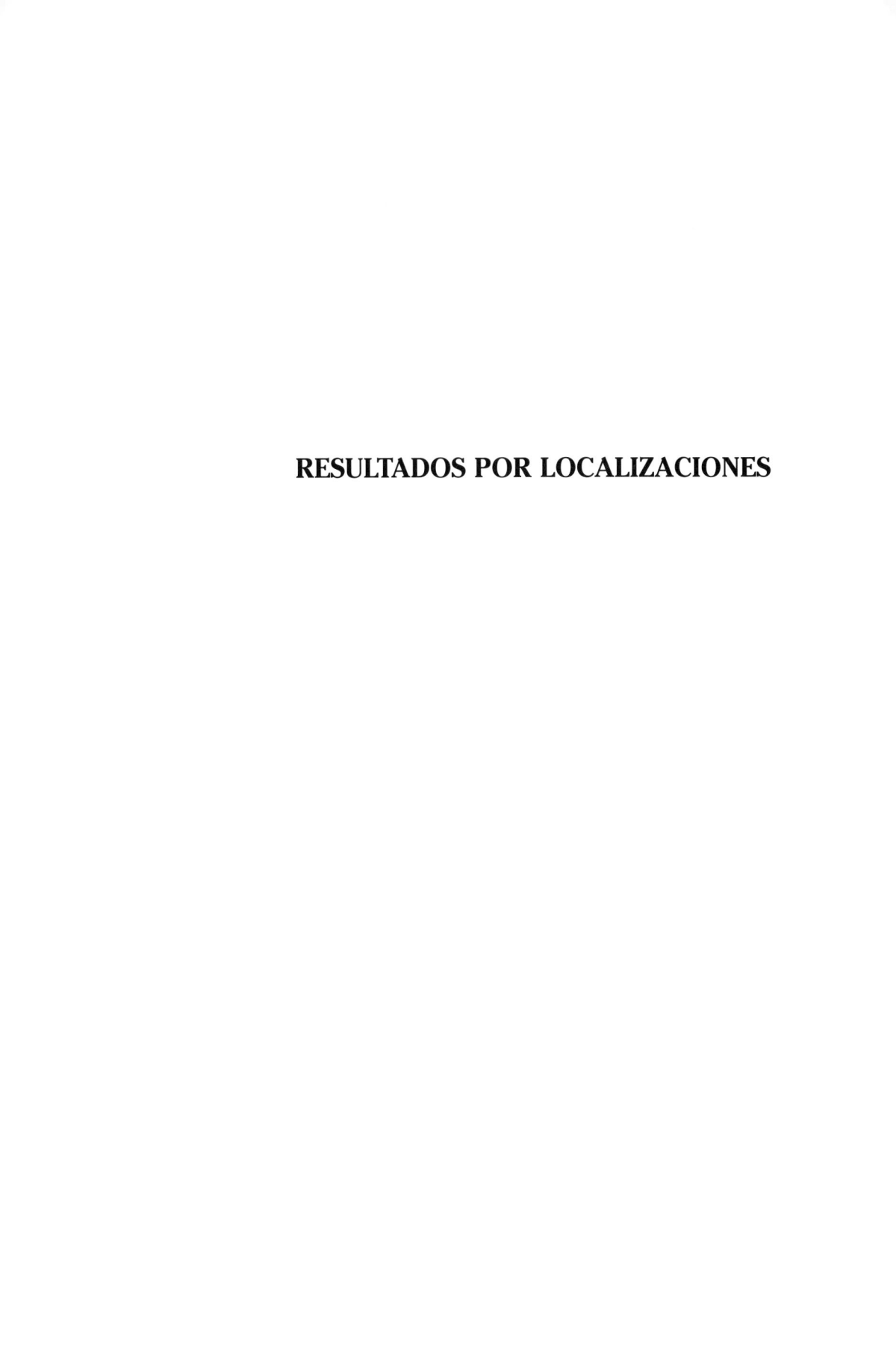

LABIO (140)

En Navarra, el cáncer de labio es un tumor mucho más frecuente entre los hombres que entre las mujeres, registrándose en el quinquenio 1990-94 alrededor de 24 casos anuales en hombres y 2 en mujeres. Representan el 2% del total de los tumores malignos diagnosticados en hombres y el 0,3% entre las mujeres.

Las tasas de incidencia y mortalidad de cáncer de labio de los hombres en Navarra son bastante altas en relación con el ámbito europeo y mundial. Lo contrario se observa entre las mujeres, que presentan en Navarra, tasas bajas. En los últimos 20 años, ha habido un descenso de la incidencia en muchas partes del mundo, particularmente entre los hombres[17,49], que también se ha observado en Navarra como se desprende de la tabla adjunta.

Incidencia y mortalidad por cáncer de labio en Navarra. Periodo 1980-94

Tasas medias anuales por 100.000 habitantes ajustadas a la población mundial y número de casos del quinquenio. Porcentaje de cambio entre 1990-94 respecto a 1980-84.

	Incidencia				Mortalidad			
	1980-84	1985-89	1990-94	% cambio	1980-84	1985-89	1990-94	% cambio
Hombres								
Tasa Ajustada (M)	8,2	7,6	5,7	-30,5	0,1	0,2	0,2	100,0
Nº de casos	(140)	(144)	(118)		(2)	(4)	(6)	
Mujeres								
Tasa Ajustada (M)	0,6	0,4	0,4	-33,3	0,0	-	0,0	0,0
Nº de casos	(15)	(9)	(11)		(1)	(0)	(1)	

* Tasa Ajustada (M): Tasa Ajustada a la población mundial.

Supervivencia

El análisis de supervivencia se refiere a 277 pacientes. Previamente se había excluido un paciente por ser conocido sólo por el certificado de defunción por lo que globalmente la supervivencia fue analizada para el 99,6% del total de pacientes diagnosticados de cáncer de labio entre 1985-94.

La supervivencia del cáncer de labio es muy alta. En el período 1990-94, la supervivencia observada a los 5 años entre los varones de Navarra fue del 84,9% y la supervivencia relativa del 100%. El bajo número de casos entre las mujeres hace que las estimaciones sean muy imprecisas aunque nos indican que igualmente la supervivencia es alta.

Los datos procedentes de la Comunidad Autónoma del País Vasco, Tarragona o Mallorca evidencian igualmente que los pacientes residentes en aquellas zonas presentaron una alta supervivencia y lo mismo se ha descrito para los pacientes procedentes de los diferentes países que participan en EUROCARE. La supervivencia relativa a los 5 años en el programa SEER de los Estados Unidos fue igualmente alta, del 95% entre los varones diagnosticados en el período 1986-90[17].

Navarra. Cáncer de labio. Supervivencia observada y relativa (%) por grupos de edad. (Número de casos entre paréntesis).

	15-44		45-54		55-64		65-74		75-99		TOTAL	
	Obs.	Rel.	Obs.	Rel.	Obs.	Rel.	Obs.	Rel.	Obs.	Rel.	Obs.	Rel.
Periodo: 1985-89												
Hombres	(6)		(17)		(40)		(41)		(36)		(140)	
1 año	100,0	100,0	100,0	100,0	100,0	100,0	95,1	98,1	94,4	100,0	97,1	100,0
3 año	100,0	100,0	94,1	95,6	90,0	93,7	90,2	99,5	80,5	100,0	88,5	100,0
5 año	100,0	100,0	94,1	96,9	82,5	88,7	80,4	95,9	91,1	100,0	78,5	96,9
Mujeres	(-)		(2)		(-)		(4)		(5)		(11)	
1 año	-	-	100,0	100,0	-	-	100,0	100,0	100,0	100,0	100,0	100,0
3 año	-	-	100,0	100,0	-	-	100,0	100,0	100,0	100,0	100,0	100,0
5 año	-	-	100,0	100,0	-	-	100,0	100,0	100,0	100,0	100,0	100,0
Total	(6)		(19)		(40)		(45)		(41)		(151)	
1 año	100,0	100,0	100,0	100,0	100,0	100,0	95,6	98,4	95,1	100,0	97,4	100,0
3 año	100,0	100,0	94,7	96,2	90,0	93,7	91,1	100,0	82,9	100,0	89,4	100,0
5 año	100,0	100,0	94,7	97,5	82,5	88,8	82,2	97,5	65,9	100,0	80,1	99,5
Periodo: 1990-94												
Hombres	(5)		(10)		(38)		(32)		(28)		(113)	
1 año	100,0	100,0	100,0	100,0	97,3	98,3	100,0	100,0	89,2	97,3	96,4	99,7
3 año	100,0	100,0	100,0	100,0	94,7	98,1	90,6	99,6	82,1	100,0	91,1	100,0
5 año	100,0	100,0	90,0	100,0	92,1	98,2	81,2	96,4	75,0	100,0	84,9	100,0
Mujeres	(1)		(1)		(3)		(1)		(7)		(13)	
1 año	100,0	100,0	100,0	100,0	100,0	100,0	100,0	100,0	71,4	82,7	84,6	91,5
3 año	100,0	100,0	100,0	100,0	100,0	100,0	100,0	100,0	71,4	100,0	84,6	100,0
5 año	100,0	100,0	100,0	100,0	100,0	100,0	100,0	100,0	71,4	100,0	84,6	100,0
Total	(6)		(11)		(41)		(33)		(35)		(126)	
1 año	100,0	100,0	100,0	100,0	97,6	98,5	100,0	100,0	85,7	94,5	95,2	98,9
3 año	100,0	100,0	100,0	100,0	95,1	98,4	90,9	99,7	80,0	100,0	90,5	100,0
5 año	100,0	100,0	90,9	93,4	92,7	98,5	81,8	96,8	74,3	100,0	84,9	100,0

Europa 1985-89. Cáncer de labio. Supervivencia relativa (%) estandarizada por edad.
(Fuente: EUROCARE 2-Study)

	HOMBRES		MUJERES	
	5 año	IC del 95%	5 año	IC del 95%
Navarra*	96,9	88,7 - 105,8	100,0	100,0 - 100,0
País Vasco *	100,0	100,0 - 100,0	100,0	100,0 - 100,0
Mallorca *	100,0	100,0 - 100,0	100,0	100,0 - 100,0
Tarragona *	87,6	76,2 - 97,2	90,0	56,7 - 111,6
Navarra**	99,7	89,0 - 110,4	-	-
España	97,7	91,5 - 104,2	95,1	82,8 - 109,3
Dinamarca	92,5	87,1 - 98,1	93,9	84,5 - 104,3
Francia	82,4	69,0 - 98,4	-	-
Holanda	81,0	61,7 - 106,4	38,7	38,3 - 39,2
Inglaterra	91,9	86,6 - 97,6	93,7	86,3 - 101,8
Italia	81,2	72,3 - 91,1	89,3	74,5 - 107,1
Suecia	87,3	78,7 - 96,8	96,5	83,0 - 112,2
Suiza	71,7	45,1 - 114,0	-	-
Europa	88,6	84,6 - 92,9	85,7	80,5 - 91,2

* Supervivencia relativa sin estandarizar por edad. ** Elaboración propia.

Cáncer de labio. Supervivencia relativa (%) en los primeros cinco años desde el diagnóstico. Navarra 1990-94

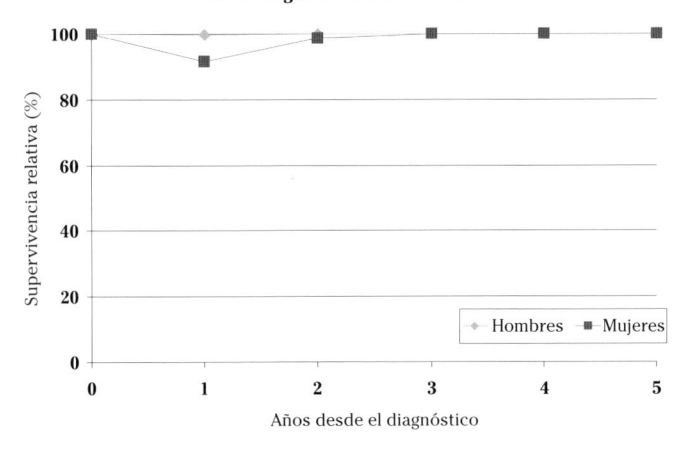

LENGUA (141)

Los cánceres de lengua representan aproximadamente el 0,9% de todos los tumores malignos diagnosticados en los varones y el 0,3% de los diagnosticados en las mujeres de Navarra (aproximadamente 10 casos al año entre los varones y 3 en las mujeres).

Los datos de la tabla adjunta referidos a la mortalidad e incidencia de cáncer de lengua en los últimos años muestran una estabilización en las tasas de los hombres y un incremento en las tasas de las mujeres. La ratio entre las tasas de los hombres y mujeres era superior a 5 a principios de los 80 y descendió a cifras en torno a 2-3 en el primer quinquenio de los 90. El hábito tabáquico y el alcohol, principales factores de riesgo de este cáncer en Europa, explicarían las importantes diferencias entre sexos, que en los últimos años parecen estar disminuyendo en Navarra.

Incidencia y mortalidad por cáncer de lengua en Navarra. Periodo 1980-94

Tasas medias anuales por 100.000 habitantes ajustadas a la población mundial y número de casos del quinquenio. Porcentaje de cambio entre 1990-94 respecto a 1980-84.

	Incidencia				Mortalidad			
	1980-84	1985-89	1990-94	% cambio	1980-84	1985-89	1990-94	% cambio
Hombres								
Tasa Ajustada (M)	2,4	1,7	2,8	16,7	1,1	0,8	1,0	-9,1
Nº de casos	(36)	(28)	(51)		(19)	(13)	(20)	
Mujeres								
Tasa Ajustada (M)	0,2	0,5	0,6	200,0	0,1	0,1	0,4	300,0
Nº de casos	(4)	(11)	(13)		(3)	(2)	(8)	

* Tasa Ajustada (M): Tasa Ajustada a la población mundial.

Supervivencia

El análisis de supervivencia se refiere a 93 pacientes con cáncer de lengua registrados en Navarra entre 1985 y 1994. Se excluyeron previamente 2 pacientes por ser conocidos sólo por certificado de defunción; la supervivencia se analizó para el 97,9% de los pacientes.

Globalmente para ambos sexos, la supervivencia relativa al año fue de 76,5% y a los 5 años de 43,7%. En Navarra se observa una supervivencia más alta entre los hombres, aunque no es valorable debido a que se trabaja con un número bajo de casos.

Los datos de Navarra no permiten, por el bajo número de pacientes, la comparación entre los quinquenios 1985-89 y 1990-94. Hay que decir, sin embargo, que estudios desarrollados en Inglaterra han mostrado un aumento de la supervivencia entre 1970 y 1990 entre las mujeres mientras que la supervivencia ha permanecido estable entre los hombres[17].

En los países participantes en EUROCARE se observa una supervivencia más alta entre las mujeres (37% a los 5 años entre los hombres en el periodo 1985-89 y 52% entre las mujeres). En los Estados Unidos en el periodo 1986-90, las cifras de supervivencia de 44 y 55%, respectivamente, muestran el mismo patrón.

Navarra. Cáncer de lengua. Supervivencia observada y relativa (%) por grupos de edad.
(Número de casos entre paréntesis).

Periodo: 1985-89

	15-44		45-54		55-64		65-74		75-99		TOTAL	
	Obs.	Rel.	Obs.	Rel.	Obs.	Rel.	Obs.	Rel.	Obs.	Rel.	Obs.	Rel.
Hombres	(5)		(2)		(12)		(7)		(-)		(26)	
1 año	60,0	60,1	50,0	50,1	83,3	84,2	42,8	44,0	-	-	65,3	66,2
3 año	60,0	60,3	50,0	50,5	58,3	60,4	28,5	31,2	-	-	50,0	52,1
5 año	60,0	60,6	-	-	58,3	62,1	14,2	16,7	-	-	42,3	45,5
Mujeres	(1)		(1)		(3)		(2)		(3)		(10)	
1 año	100,0	100,0	100,0	100,0	100,0	100,0	100,0	100,0	66,6	75,6	90,0	93,8
3 año	100,0	100,0	100,0	100,0	66,6	67,6	100,0	100,0	33,3	51,6	70,0	79,7
5 año	100,0	100,0	100,0	100,0	66,6	68,6	100,0	100,0	33,3	68,3	70,0	85,6
Total	(6)		(3)		(15)		(9)		(3)		(36)	
1 año	66,7	66,8	66,7	66,9	86,7	87,5	55,6	57,0	66,7	75,6	72,2	73,7
3 año	66,7	67,0	66,7	67,3	60,0	61,9	44,4	48,2	33,3	51,6	55,5	59,3
5 año	66,7	67,3	33,3	33,9	60,0	63,5	33,3	38,5	33,3	68,4	50,0	55,7

Periodo: 1990-94

	15-44		45-54		55-64		65-74		75-99		TOTAL	
	Obs.	Rel.	Obs.	Rel.	Obs.	Rel.	Obs.	Rel.	Obs.	Rel.	Obs.	Rel.
Hombres	(6)		(9)		(13)		(17)		(1)		(46)	
1 año	100,0	100,0	77,7	78,0	76,9	77,7	70,5	72,5	0	0	76,0	77,2
3 año	50,0	50,3	55,5	56,3	46,1	47,7	41,1	45,0	-	-	45,6	47,9
5 año	50,0	50,5	55,5	56,9	384	40,9	35,2	41,5	-	-	41,3	45,1
Mujeres	(1)		(1)		(2)		(6)		(1)		(11)	
1 año	100,0	100,0	100,0	100,0	50,0	50,1	83,3	84,0	-	-	72,7	73,2
3 año	-	-	100,0	100,0	-	-	50,0	51,5	-	-	36,3	37,3
5 año	-	-	-	-	-	-	50,0	52,8	-	-	36,3	38,1
Total	(7)		(10)		(15)		(23)		(2)		(57)	
1 año	100,0	100,0	80,0	80,3	73,3	74,0	73,9	75,6	-	-	75,4	76,5
3 año	42,9	43,1	60,0	60,8	40,0	41,3	43,5	46,8	-	-	43,9	45,9
5 año	42,9	43,3	60,0	61,4	33,3	35,3	39,1	44,6	-	-	40,3	43,7

Europa 1985-89. Cáncer de lengua. Supervivencia relativa (%) estandarizada por edad.
(Fuente: EUROCARE 2-Study)

	HOMBRES		MUJERES	
	5 año	IC del 95%	5 año	IC del 95%
Navarra*	45,5	28,8 - 71,9	85,6	56,6 - 129,5
País Vasco*	42,3	34,4 - 50,8	43,6	24,6 - 66,3
Mallorca*	20,1	7,6 - 44,5	100,0	100,0 - 100,0
Tarragona*	20,2	9,4 - 38,7	79,8	35,9 - 108,1
Navarra**	-	-	87,8	62,5 - 113,1
España	35,0	28,3 - 43,4	67,2	54,9 - 82,4
Dinamarca	30,7	24,2 - 38,8	44,8	35,8 - 56,0
Francia	32,9	26,3 - 41,2	-	-
Holanda	45,5	38,0 - 54,6	50,5	34,4 - 74,1
Inglaterra	38,9	35,2 - 42,9	49,2	44,4 - 54,5
Italia	37,2	31,2 - 44,3	51,3	41,6 - 63,3
Suecia	49,6	36,1 - 68,0	52,3	35,7 - 76,6
Suiza	44,9	33,2 - 60,6	36,4	22,2 - 59,5
Europa	36,8	32,8 - 41,3	50,9	45,1 - 57,6

* Supervivencia relativa sin estandarizar por edad. ** Elaboración propia.

Cáncer de lengua. Supervivencia relativa (%) en los primeros cinco años desde el diagnóstico. Navarra 1990-94.

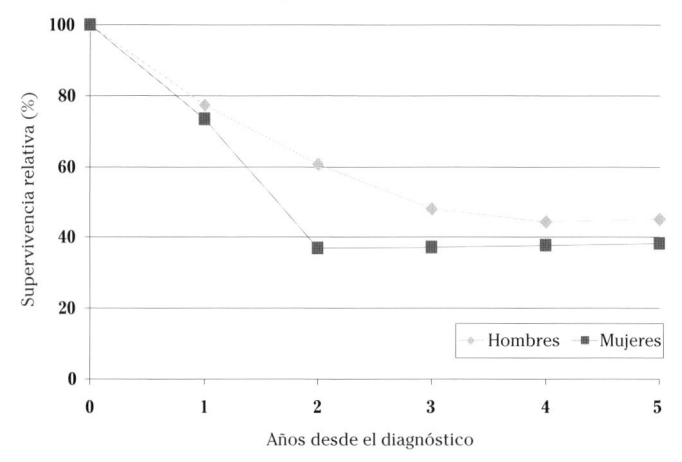

ESÓFAGO (150)

El cáncer de esófago es un cáncer mucho más frecuente entre los hombres de Navarra que entre las mujeres, 23 casos al año frente a 3, representando estas cifras el 1,9% de todos los cánceres en hombres y el 0,4% en las mujeres.

A nivel europeo, las tasas de incidencia y mortalidad de los hombres de Navarra se encuentran en torno a la media de la Unión Europea, mientras que las tasas de las mujeres están por debajo de la media[13-15]. Las tasas de incidencia y mortalidad son prácticamente idénticas, reflejo de la baja supervivencia de los pacientes con este tipo de cáncer. Es una localización que no muestra variaciones importantes en las tasas de incidencia y mortalidad en los últimos años en Navarra.

El consumo de alcohol y el tabaco son los factores de riesgo más importantes para este cáncer en Europa, mientras que el consumo de frutas y verduras son factores protectores. Deficiencias nutricionales y el consumo de opio se han relacionado con las altas tasas de cáncer de esófago observadas en algunas zonas de China e Irán[17].

Incidencia y mortalidad por cáncer de esófago en Navarra. Periodo 1980-94

Tasas medias anuales por 100.000 habitantes ajustadas a la población mundial y número de casos del quinquenio. Porcentaje de cambio entre 1990-94 respecto a 1980-84.

	Incidencia				Mortalidad			
	1980-84	1985-89	1990-94	% cambio	1980-84	1985-89	1990-94	% cambio
Hombres								
Tasa Ajustada (M)	7,1	7,0	6,2	-12,7	6,1	6,0	6,1	0,0
Nº de casos	(118)	(121)	(116)		(103)	(109)	(117)	
Mujeres								
Tasa Ajustada (M)	0,7	0,8	0,6	-14,3	0,4	0,4	0,4	0,0
Nº de casos	(16)	(21)	(17)		(10)	(13)	(14)	

* Tasa Ajustada (M): Tasa Ajustada a la población mundial.

Supervivencia

El análisis de supervivencia se refiere a 231 adultos residentes en Navarra y diagnosticados de cáncer de esófago en los periodos 1985-89 y 1990-94. Previamente se habían excluido 23 pacientes (19 casos conocidos sólo por el certificado de defunción y 4 casos en los que el diagnóstico se realizó por autopsia). Globalmente la supervivencia fue analizada para el 90,9% de los pacientes con cáncer de esófago.

La supervivencia de los pacientes con cáncer de esófago es baja. En los varones diagnosticados en Navarra durante el periodo 1990-94 fue de 39,9% al primer año y de sólo un 9,1% a los 5 años. El pequeño número de pacientes mujeres en la serie de Navarra implica unos intervalos de confianza muy amplios, aunque como en otras series procedentes de los registros europeos, los datos indican que la supervivencia es más alta entre las mujeres que entre los varones. En el quinquenio anterior la supervivencia fue ligeramente inferior aunque los datos de Navarra no permiten decir que la ganancia en la supervivencia sea estadísticamente significativa.

En comparación con otros países europeos, nuestras tasas de supervivencia se encuentran en torno a la media en los hombres y son más altas en las mujeres. Los pacientes estadounidenses del programa SEER presentaron igualmente una baja supervivencia, 10% a los 5 años en el periodo 1986-90[17,49], incrementándose hasta un 13% en los pacientes diagnosticados entre 1992-98[32].

Los análisis realizados por EUROCARE han mostrado pequeños incrementos de la supervivencia entre finales de los años 70 y 80, en ambos sexos y en la mayoría de los países, y se han atribuido a que un mayor porcentaje de pacientes fue referido para cirugía curativa[50]. Las reducciones en la mortalidad peri-operatoria se han propuesto como la causa que explicaría los aumentos de la supervivencia observados en las series de pacientes de Inglaterra y Gales[17].

Navarra. Cáncer de esófago. Supervivencia observada y relativa (%) por grupos de edad.
(Número de casos entre paréntesis).

Periodo: 1985-89

	15-44		45-54		55-64		65-74		75-99		TOTAL	
	Obs.	Rel.	Obs.	Rel.	Obs.	Rel.	Obs.	Rel.	Obs.	Rel.	Obs.	Rel.
Hombres	(6)		(18)		(41)		(27)		(13)		(105)	
1 año	50,0	50,0	55,5	55,8	31,7	32,0	11,1	11,4	38,4	43,9	32,3	33,3
3 año	16,6	16,7	5,5	5,6	14,6	15,1	3,7	7,2	7,6	11,5	9,5	10,3
5 año	16,6	16,8	-	-	12,1	13,0	-	-	7,6	15,4	6,6	7,6
Mujeres	(2)		(2)		(3)		(1)		(8)		(16)	
1 año	50,0	50,0	100,0	100,0	100,0	100,0	0	0	25,0	27,6	50,0	52,6
3 año	50,0	50,1	50,0	50,3	100,0	100,0	-	-	12,5	17,1	37,5	43,6
5 año	50,0	50,2	-	-	66,6	68,3	-	-	-	-	18,7	24,0
Total	(8)		(20)		(44)		(28)		(21)		(121)	
1 año	50,0	50,1	60,0	60,3	36,4	36,7	10,7	11,0	33,3	37,6	34,7	35,8
3 año	25,0	25,1	10,0	10,1	20,5	21,2	3,6	3,9	9,5	13,8	13,2	14,9
5 año	25,0	25,2	-	-	15,9	17,0	-	-	4,8	9,0	8,3	9,6

Periodo: 1990-94

	15-44		45-54		55-64		65-74		75-99		TOTAL	
	Obs.	Rel.	Obs.	Rel.	Obs.	Rel.	Obs.	Rel.	Obs.	Rel.	Obs.	Rel.
Hombres	(8)		(13)		(40)		(27)		(9)		(97)	
1 año	62,5	62,6	53,8	54,0	25,0	25,2	48,1	49,3	33,3	35,9	39,1	39,9
3 año	25,0	25,1	15,3	15,6	7,5	7,7	14,8	16,0	11,1	14,4	12,3	13,1
5 año	25,0	25,2	7,6	7,9	5,0	5,3	11,1	12,8	-	-	8,2	9,1
Mujeres	(1)		(3)		(-)		(2)		(7)		(13)	
1 año	100,0	100,0	100,0	100,0	-	-	50,0	50,6	57,1	60,1	69,2	71,3
3 año	100,0	100,0	-	-	-	-	50,0	52,2	42,8	51,1	38,4	42,4
5 año	100,0	100,0	-	-	-	-	50,0	54,0	28,5	39,7	30,7	36,8
Total	(9)		(16)		(40)		(29)		(16)		(110)	
1 año	66,7	66,8	62,5	62,7	25,0	25,3	48,3	49,4	43,7	46,7	42,7	43,6
3 año	33,3	33,5	12,5	12,7	7,5	7,8	17,2	18,7	25,0	31,2	15,5	16,5
5 año	33,3	33,7	6,2	6,4	5,0	5,3	13,8	15,9	12,5	18,7	10,9	12,2

Europa 1985-89. Cáncer de esófago. Supervivencia relativa (%) estandarizada por edad.
(Fuente: EUROCARE 2-Study)

	HOMBRES		MUJERES	
	5 año	IC del 95%	5 año	IC del 95%
Navarra*	7,6	3,6 - 15,9	24,0	8,4 - 68,2
País Vasco*	7,7	5,1 - 11,6	18,5	8,1 - 37,7
Mallorca*	20,9	10,4 - 38,0	0,0	0,0 - 0,0
Tarragona*	2,8	0,8 - 9,8	0,0	0,0 - 0,0
Navarra**	-	-	-	-
España	8,3	5,2 - 13,3	-	-
Dinamarca	2,1	1,2 - 3,5	9,1	6,3 - 13,3
Francia	7,2	5,2 - 9,9	-	-
Holanda	7,4	3,5 - 15,6	17,5	8,1 - 37,9
Inglaterra	7,4	6,7 - 8,2	11,5	10,4 - 12,8
Italia	6,2	4,3 - 9,0	13,4	8,8 - 20,5
Suecia	-	-	-	-
Suiza	11,2	7,0 - 18,0	10,7	4,1 - 28,1
Europa	7,4	6,1 - 8,9	12,2	10,3 - 14,4

* Supervivencia relativa sin estandarizar por edad. ** Elaboración propia.

Cáncer de esófago. Supervivencia relativa (%) en los primeros cinco años desde el diagnóstico. Navarra 1990-94

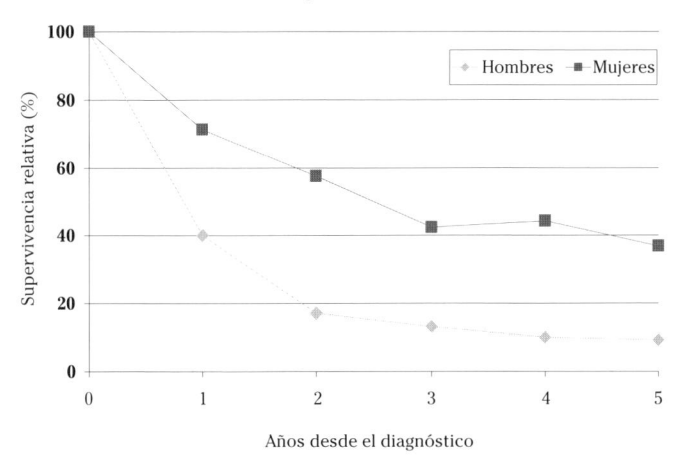

ESTÓMAGO (151)

El cáncer de estómago es uno de los cánceres más comunes en Navarra, el cuarto y quinto más frecuentes entre los hombres y mujeres, respectivamente. Se diagnostican unos 100 nuevos casos al año entre los varones y 50 casos entre las mujeres, representando aproximadamente el 8 y el 6% de los tumores malignos. La ratio de las tasas de incidencia de los hombres y mujeres es de 2,6. En la década de los 90, el cáncer de estómago fue el cáncer que más muertes produjo, después del cáncer de pulmón y próstata en los hombres y de mama y colon en las mujeres.

Las comunidades autónomas de Navarra y País Vasco son las que presentan las tasas de incidencia más altas entre las publicadas por los registros españoles[14]. En Europa, las tasas de incidencia y mortalidad de Navarra se parecen a las publicadas para regiones situadas en Austria, Alemania, Italia, Portugal, donde se registran las tasas más altas[13].

En Navarra la mortalidad por cáncer de estómago ha disminuido un 20% en los hombres y un 33 % en las mujeres en los últimos quince años, siguiendo una tendencia iniciada hace años, que también afecta a las tasas de incidencia. El descenso de las tasas de mortalidad ha sido descrito en muchos países industrializados desde la década de los 50 y también en España[51].

Las tendencias en la incidencia sugieren una fuerte influencia de los factores ambientales en el riesgo de cáncer de estómago. Las mejoras técnicas introducidas en la preservación y almacenamiento de los alimentos son a menudo citadas como las razones para el descenso de la incidencia de este cáncer en el mundo. El uso de la refrigeración ha conllevado un menor consumo de alimentos en salazón, ahumados y escabeche y a una mayor disponibilidad de frutas y verduras frescas. El tabaco puede también jugar un rol. La infección por *Helicobacter pylori*, causa mayor de la gastritis crónica activa, también parece jugar un rol en el desarrollo de este cáncer[52-53].

Incidencia y mortalidad por cáncer de estómago en Navarra. Periodo 1980-94

Tasas medias anuales por 100.000 habitantes ajustadas a la población mundial y número de casos del quinquenio. Porcentaje de cambio entre 1990-94 respecto a 1980-84.

	Incidencia				Mortalidad			
	1980-84	1985-89	1990-94	% cambio	1980-84	1985-89	1990-94	% cambio
Hombres								
Tasa Ajustada (M)	27,8	26,9	22,7	-18,3	19,7	18,2	15,7	-20,3
Nº de casos	(491)	(521)	(484)		(357)	(368)	(351)	
Mujeres								
Tasa Ajustada (M)	11,5	12,2	8,5	-26,1	8,8	8,8	5,9	-33,0
Nº de casos	(280)	(317)	(255)		(221)	(244)	(195)	

* Tasa Ajustada (M): Tasa Ajustada a la población mundial.

Supervivencia

Los datos del registro que incluyen todos los casos de cáncer de estómago diagnosticados en la población de Navarra permiten evaluar el pronóstico real de este cáncer. El estudio de supervivencia se realizó en 1.361 pacientes, que representan un 89,4% de los 1.522 registrados (se excluyeron 145 pacientes por ser conocidos sólo por el certificado de defunción y 16 casos conocidos por autopsia).

La supervivencia relativa de los pacientes con cáncer de estómago diagnosticados en los periodos 1985-89 y 1990-94 en Navarra osciló en cifras en torno al 50% al primer año y en torno al 25% a los 5 años. En los datos de Navarra no se aprecia una supervivencia consistentemente más alta entre las mujeres, aunque en la mayoría de las poblaciones europeas las mujeres presentan una supervivencia algo más alta que los hombres[21]. La supervivencia disminuye con la edad como se puede observar en la tabla y figura adjuntas, patrón observado igualmente en EUROCARE.

Se han descrito bastantes diferencias en la supervivencia de las poblaciones europeas, presentando una supervivencia a los 5 años significativamente más alta países como Alemania, Austria, Francia, España e Italia[50]. La supervivencia es más alta en los países del oeste y sur de Europa, donde la incidencia es más alta, que en los países nórdicos o Reino Unido donde la incidencia es baja[50].

También se han descrito diferencias entre los países europeos y los Estados Unidos, siendo la supervivencia más baja en este país al contrario que para la mayoría de los tipos de cáncer. Como probable explicación se ha constatado que en los Estados Unidos, el porcentaje de tumores de cardias (de peor pronóstico que otros tumores gástricos) es mayor que entre los pacientes europeos[23]. Se han descrito también supervivencias más altas en los pacientes de Osaka, Japón, de 47% a los 5 años[33]. Japón es una de las zonas del mundo con tasas más altas de incidencia y mortalidad por este tumor (2 veces más altas que las de Navarra); el éxito en aquel país de los programas de screening y algunas diferencias en los criterios utilizados en el diagnostico histológico entre los países occidentales y Japón podrían explicar estas diferencias en la supervivencia[54].

La supervivencia de los pacientes con cáncer de estómago ha aumentado moderadamente según el estudio EUROCARE en los últimos años en Europa aunque permanece baja. En los países del oeste de Europa (Francia, Holanda, Alemania, Italia y Suiza), la supervivencia media a los 5 años pasó de 16,7% en los diagnosticados en los años 1978-80 a 24,2% en el periodo 1987-89.

Navarra. Cáncer de estómago. Supervivencia observada y relativa (%) por grupos de edad.
(Número de casos entre paréntesis).

Periodo: 1985-89

	15-44		45-54		55-64		65-74		75-99		TOTAL	
	Obs.	Rel.	Obs.	Rel.	Obs.	Rel.	Obs.	Rel.	Obs.	Rel.	Obs.	Rel.
Hombres	(25)		(55)		(114)		(133)		(134)		(461)	
1 año	84,0	84,2	65,4	65,8	67,5	68,4	41,3	42,7	32,1	35,3	50,3	52,4
3 año	52,0	52,3	41,8	42,4	43,0	44,7	18,0	19,9	09,7	13,2	26,5	29,9
5 año	48,0	48,5	40,0	41,1	37,7	40,6	14,3	17,1	06,0	10,4	22,6	27,9
Mujeres	(15)		(20)		(43)		(79)		(106)		(263)	
1 año	66,6	66,7	75,0	75,1	51,1	51,4	59,4	60,3	33,0	35,6	49,0	50,8
3 año	46,6	46,7	40,0	40,3	32,5	33,1	41,7	43,7	16,0	20,4	30,0	33,5
5 año	46,6	46,8	40,0	40,4	25,5	26,3	36,7	39,9	12,2	18,8	25,8	31,2
Total	(40)		(75)		(157)		(212)		(240)		(724)	
1 año	77,5	77,6	68,0	68,3	63,1	63,7	48,1	49,3	32,5	35,4	49,9	51,8
3 año	50,0	50,2	41,3	41,9	40,1	41,5	26,9	29,1	12,5	16,5	27,8	31,3
5 año	47,5	47,9	40,0	40,9	34,4	36,6	22,6	26,1	8,7	14,4	23,8	29,1

Periodo: 1990-94

	15-44		45-54		55-64		65-74		75-99		TOTAL	
	Obs.	Rel.	Obs.	Rel.	Obs.	Rel.	Obs.	Rel.	Obs.	Rel.	Obs.	Rel.
Hombres	(26)		(46)		(99)		(123)		(133)		(427)	
1 año	46,1	46,2	60,8	61,1	53,5	54,1	48,7	50,2	33,8	37,2	46,3	48,2
3 año	38,5	38,6	43,4	44,0	32,3	33,5	24,3	26,8	14,2	19,5	25,9	29,5
5 año	34,6	34,9	39,1	40,0	28,2	30,2	17,0	20,2	9,7	17,2	20,8	26,0
Mujeres	(13)		(16)		(25)		(55)		(101)		(210)	
1 año	69,2	69,2	50,0	50,0	52,0	52,2	50,9	51,5	32,6	34,7	43,3	44,7
3 año	46,1	46,2	31,2	31,4	36,0	36,5	36,3	37,9	13,8	17,0	25,7	28,6
5 año	38,4	38,6	31,2	31,6	32,0	32,8	32,7	35,5	9,9	14,4	21,9	26,5
Total	(39)		(62)		(124)		(178)		(234)		(637)	
1 año	53,8	53,9	58,1	58,3	53,2	53,7	49,4	50,6	33,3	36,1	45,4	47,1
3 año	41,0	41,2	40,3	40,8	33,1	34,1	28,1	30,4	14,1	18,4	25,9	29,3
5 año	35,9	36,2	37,1	37,9	29,0	30,8	21,9	25,3	9,8	15,9	21,2	26,2

Europa 1985-89. Cáncer de estómago. Supervivencia relativa (%) estandarizada por edad.
(Fuente: EUROCARE 2-Study)

	HOMBRES		MUJERES	
	5 año	IC del 95%	5 año	IC del 95%
Navarra*	27,9	23,4 - 33,2	31,2	25,3 - 38,4
País Vasco*	33,6	30,1 - 37,4	31,9	27,4 - 36,9
Mallorca*	25,2	15,6 - 38,7	23,3	12,7 - 39,6
Tarragona*	21,0	16,0 - 27,2	26,5	19,4 - 35,3
Navarra**	21,9	17,7 - 26,1	29,2	23,2 - 35,3
España	25,3	22,8 - 27,9	28,3	25,4 - 31,6
Dinamarca	12,2	10,6 - 14,0	15,0	13,0 - 17,3
Francia	23,8	20,6 - 27,5	26,3	22,2 - 31,2
Holanda	18,0	14,5 - 22,3	21,6	17,3 - 26,9
Inglaterra	11,2	10,6 - 11,8	12,7	11,8 - 13,6
Italia	20,2	18,9 - 21,5	27,4	25,8 - 29,2
Suecia	17,9	15,0 - 21,3	16,6	13,1 - 21,1
Suiza	21,2	16,5 - 27,2	25,4	19,2 - 33,8
Europa	19,3	18,4 - 20,3	23,6	22,4 - 24,8

* Supervivencia relativa sin estandarizar por edad. ** Elaboración propia.

Cáncer de estómago. Supervivencia relativa (%) en los primeros cinco años desde el diagnóstico. Navarra 1990-94

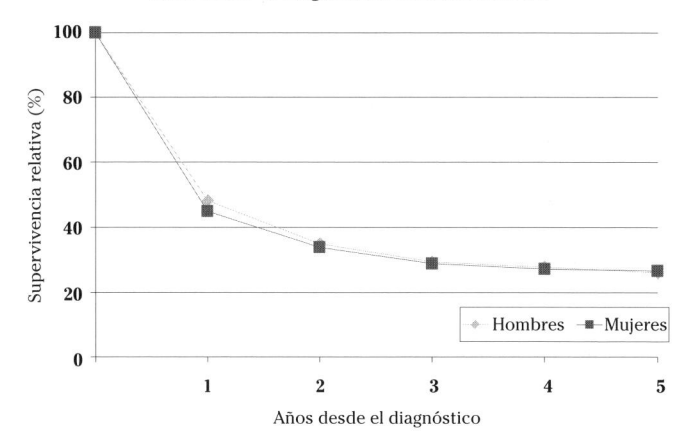

Cáncer de estómago. Supervivencia relativa (%) a los 5 años por grupo de edad. Navarra 1990-94

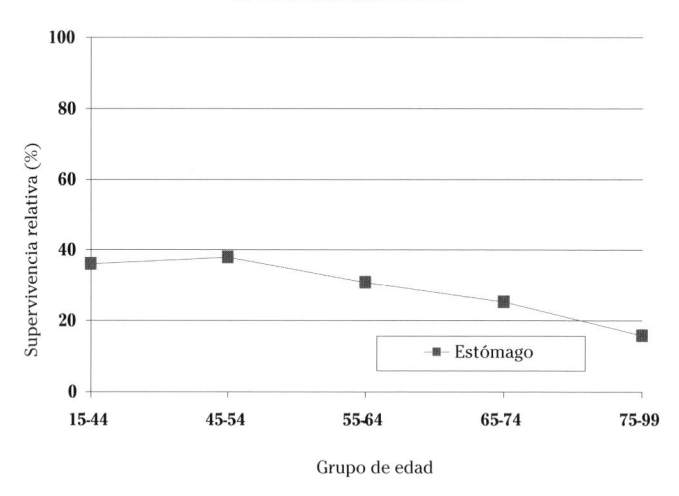

COLON Y RECTO (153-154)

En Navarra, el cáncer colorrectal es el tercero más frecuente después del cáncer de pulmón y próstata en los hombres. Entre las mujeres se sitúa en segundo lugar, tras el cáncer de mama. Este patrón es el mismo que se ha observado en la Unión Europea[13] en los años 90.

Se han observado grandes diferencias en las tasas de incidencia para estos cánceres, de manera que por ejemplo los registros con mayores tasas de incidencia (de Norteamérica) multiplican entre 10-15 veces las tasa publicadas por los registros con tasas más bajas situados en áreas de Africa y Asia (excepto Japón)[14-15]. En la Unión Europea las tasas de incidencia y mortalidad más bajas se observaron en Grecia, 16,7 y 7,8 por 100.000 entre los varones, y las más altas en Alemania o Dinamarca donde fueron 2-3 veces más altas. Las tasas de incidencia y mortalidad de los hombres y mujeres de Navarra se encuentran en torno a la media.

Entre principios de los 80 y finales de los 90, han aumento en Navarra las tasas de incidencia y en menor medida las tasas de mortalidad del cáncer colorrectal aunque a partir de finales de los 90 se ha producido la estabilización de las tasas de mortalidad (datos sin publicar). Los datos de los Estados Unidos o los datos globales de la Unión Europea, sobre todo de mortalidad, muestran que el cáncer colorrectal está descendiendo. En la Unión Europea entre 1988 y 1996, la mortalidad disminuyó un 12,4%[9-10]; en los Estados Unidos los datos de incidencia muestran un incremento hasta 1985 y un descenso en los años siguientes mientras que los datos de mortalidad muestran descensos que se iniciaron en la década de los 70[7].

Incidencia y mortalidad por cáncer de colon-recto en Navarra. Periodo 1980-94

Tasas medias anuales por 100.000 habitantes ajustadas a la población mundial y número de casos del quinquenio. Porcentaje de cambio entre 1990-94 respecto a 1980-84.

Colon y recto	Incidencia				Mortalidad			
	1980-84	1985-89	1990-94	% cambio	1980-84	1985-89	1990-94	% cambio
Hombres								
Tasa Ajustada (M)	22,7	28,4	33,4	47,1	12,8	14,1	16,4	28,1
Nº de casos	(410)	(559)	(742)		(236)	(284)	(384)	
Mujeres								
Tasa Ajustada (M)	15,5	19,5	19,5	25,8	7,5	8,8	8,7	16,0
Nº de casos	(344)	(475)	(551)		(184)	(239)	(279)	

Colon	Incidencia				Mortalidad			
	1980-84	1985-89	1990-94	% cambio	1980-84	1985-89	1990-94	% cambio
Hombres								
Tasa Ajustada (M)	11,8	15,1	20,6	74,6	6,5	9,6	11,8	81,5
Nº de casos	(208)	(298)	(463)		(121)	(192)	(277)	
Mujeres								
Tasa Ajustada (M)	8,4	12,8	12,1	44,0	3,9	6,2	6,5	66,7
Nº de casos	(189)	(317)	(355)		(95)	(169)	(213)	

Recto	Incidencia				Mortalidad			
	1980-84	1985-89	1990-94	% cambio	1980-84	1985-89	1990-94	% cambio
Hombres								
Tasa Ajustada (M)	10,9	13,3	12,8	17,4	6,3	4,5	4,6	-27,0
Nº de casos	(202)	(261)	(279)		(115)	(92)	(107)	
Mujeres								
Tasa Ajustada (M)	7,1	6,7	7,4	4,2	3,6	2,6	2,2	-38,9
Nº de casos	(155)	(158)	(196)		(89)	(70)	(66)	

* Tasa Ajustada (M): Tasa Ajustada a la población mundial.

Supervivencia

Durante 1985-1994 se registraron en Navarra 2.327 casos. Tras excluir los tumores que no cumplían los criterios, quedaban como elegibles para el estudio de supervivencia 2.203 casos. De ellos, el 7% (115 de colon y 40 de recto) presentaban un cáncer conocido sólo por el certificado de defunción o por autopsia por lo que no se consideraron para el estudio de supervivencia. El análisis de supervivencia de los pacientes con cáncer colorrectal que recoge este informe se refiere, por lo tanto, a 1.242 pacientes con cáncer de colon y 806 de recto diagnosticados en el periodo 1985-94 y seguidos hasta finales de 1999. Se presentan tablas separadas para los pacientes de colon y recto.

La supervivencia relativa de los pacientes diagnosticados de cáncer de colon en Navarra entre 1990-94 fue del 72,4% al primer año y de 53% a los 5 años, muy similar a la observada entre los pacientes con cáncer de recto: 74,9 y 50,6%, respectivamente. La supervivencia no difiere prácticamente entre los hombres y las mujeres con cáncer de colon en los dos periodos estudiados en Navarra, mientras que se observa una supervivencia algo más alta entre las mujeres con cáncer de recto (ver tablas y figuras).

Los datos de Navarra no permiten apreciar un patrón en la supervivencia con relación a la edad de los pacientes con cáncer de colón mientras que la supervivencia disminuye con la edad en los pacientes con cáncer de recto. El estudio EUROCARE encontró que el riesgo de morir entre los mayores de 75 años respecto a los menores de 75 fue de 1,54 para el cáncer de colon y 1,39 para el cáncer de recto[55].

La supervivencia de los pacientes de Navarra se encuentra por encima de la media de EUROCARE, excepto para los varones con cáncer de recto. EUROCARE diferencia 3 tipos de países para el cáncer colorrectal: los de alta supervivencia donde se incluyen los nórdicos (Finlandia, Noruega y Suecia), Holanda, Italia, Francia, Alemania y España; los países con bajas supervivencias donde se incluyen Eslovenia o Polonia y los de supervivencias medias donde se encuentran Dinamarca o Reino Unido. Los estudios de alta resolución sugieren que variaciones en el estadio al diagnóstico pueden estar detrás de las diferencias en la supervivencia, aunque en algunas regiones la calidad de la atención sanitaria puede jugar un rol importante.

En Europa, se observó una mejoría en la supervivencia a los 5 años en el periodo 1978-89; de 40 a 48% para el cáncer de colon y de 38 a 46% para el de recto[55]. También los datos para los pacientes diagnosticados entre 1992-94 continuaron mejorando hasta alcanzar la cifra de 50% considerando conjuntamente a todos los países participantes EUROCARE III. Los aumentos de la supervivencia de los pacientes con cáncer de colon y de recto se han atribuido a diagnósticos más precoces, mejores tratamientos y a una menor mortalidad postoperatoria[56].

Para lo pacientes diagnosticados entre 1990-94, el rango de las tasas de supervivencia a los 5 años para el cáncer colorrectal observado en los países europeos fue mucho más grande (27-55%) que el observado en las 9 áreas estudiadas por el programa SEER en los Estados Unidos (60-65%). Las razones que explicarían las diferencias en la supervivencia de los pacientes con cáncer colorrectal europeos y americanos se están investigando mediante diferentes estudios colaborativos entre EUROCARE y SEER. En una primera fase se analizaron los datos de supervivencia según las sublocalizaciones (4º dígito de la CIE-9) y la histología y además se han realizado estudios sobre la supervivencia según estadíos. En cuanto a las sublocalizaciones, se vio que el cáncer de colon derecho fue el más frecuente tanto en los pacientes de EUROCARE, 26%, como entre los pacientes del programa SEER, 37%; y la proporción de casos no especificados (NOS) fue mayor en Europa (11%) que en los Estados Unidos (3%). El cáncer de colon izquierdo fue el de mejor pronóstico y con la sola excepción del cáncer de colon NOS, la supervivencia a los 5 años fue mayor en los pacientes de los Estados Unidos. En cuanto a la histología, el porcentaje de adenocarcinoma en pólipos o en adenomas (ICD-O, 8210, 8261, 8263) fue mayor en los pacientes americanos (1,6 versus 12,9%), mientras que el porcentaje de no verificados microscópicamente fue mayor en Europa que en aquel país (15,9 vs 2,8%). En todos los tipos histológicos, la supervivencia a los 5 años fue mayor en los pacientes de los Estados Unidos, excepto para los no verificados microscópicamente. Tras ajustar por la sublocalización y la histología mediante un análisis de regresión múltiple las diferencias entre los pacientes de EUROCARE y SEER se reducen. Las correcciones por el estadio reducen todavía más la diferencia y sugieren que la detección precoz de cáncer colorrectal es el determinante mayor que explicaría las diferencias entre los Estados Unidos y algunas poblaciones europeas (sin publicar).

Navarra. Cáncer de colon. Supervivencia observada y relativa (%) por grupos de edad.
(Número de casos entre paréntesis).

Periodo: 1985-89

	15-44		45-54		55-64		65-74		75-99		TOTAL	
	Obs.	Rel.	Obs.	Rel.	Obs.	Rel.	Obs.	Rel.	Obs.	Rel.	Obs.	Rel.
Hombres	(8)		(24)		(61)		(84)		(80)		(257)	
1 año	75,0	75,1	70,8	71,1	72,1	73,0	64,2	66,4	60,0	67,3	65,7	69,0
3 año	50,0	50,2	54,1	54,9	59,0	61,4	46,4	51,5	38,7	55,3	47,8	55,4
5 año	50,0	50,4	50,0	51,3	55,7	59,9	39,2	47,4	31,2	58,5	42,0	53,9
Mujeres	(14)		(21)		(60)		(92)		(89)		(276)	
1 año	85,7	85,7	71,4	71,5	83,3	83,7	71,7	72,7	57,3	61,7	70,2	72,4
3 año	78,5	78,7	61,9	62,2	60,0	60,9	50,0	52,4	37,0	46,6	50,3	55,1
5 año	71,4	71,6	57,1	57,7	56,6	58,2	48,9	53,5	26,9	40,7	45,2	52,9
Total	(22)		(45)		(121)		(176)		(169)		(533)	
1 año	81,8	81,9	71,1	71,4	77,7	78,4	68,2	69,8	58,6	64,3	68,1	70,8
3 año	68,2	68,4	57,8	58,4	59,5	61,2	48,3	52,1	37,9	50,5	49,2	55,3
5 año	63,6	64,0	53,3	54,4	56,2	59,1	44,3	50,8	29,0	48,2	43,7	53,4

Periodo: 1990-94

	15-44		45-54		55-64		65-74		75-99		TOTAL	
	Obs.	Rel.	Obs.	Rel.	Obs.	Rel.	Obs.	Rel.	Obs.	Rel.	Obs.	Rel.
Hombres	(25)		(22)		(77)		(134)		(147)		(405)	
1 año	80,0	80,1	72,7	73,0	72,7	73,5	74,6	76,7	56,4	61,9	67,9	71,0
3 año	52,0	52,3	63,6	64,5	50,6	52,4	55,2	60,4	38,7	52,5	48,6	56,0
5 año	52,0	52,5	59,0	60,5	45,4	48,4	44,0	51,9	28,5	49,4	40,0	51,0
Mujeres	(7)		(13)		(53)		(98)		(133)		(304)	
1 año	85,7	85,7	76,9	77,0	77,3	77,6	74,4	75,3	66,1	71,1	71,7	74,3
3 año	42,8	42,9	61,5	61,9	54,7	55,4	58,1	60,5	50,3	63,8	53,9	60,4
5 año	42,8	43,0	61,5	62,1	45,2	46,4	50,0	53,9	41,3	63,3	45,7	55,7
Total	(32)		(35)		(130)		(232)		(280)		(709)	
1 año	81,2	81,4	74,3	74,5	74,6	75,2	74,6	76,1	61,1	66,4	69,5	72,4
3 año	50,0	50,3	62,9	63,5	52,3	53,7	56,5	60,5	44,3	58,1	50,9	58,0
5 año	50,0	50,5	60,0	61,2	45,4	47,6	46,6	52,8	34,6	56,4	42,5	53,0

Europa 1985-89. Cáncer de colon. Supervivencia relativa (%) estandarizada por edad.
(Fuente: EUROCARE 2-Study)

	HOMBRES		MUJERES	
	5 año	IC del 95%	5 año	IC del 95%
Navarra*	53,9	46,6 - 62,4	52,9	46,3 - 60,4
País Vasco*	52,2	46,7 - 57,8	53,4	48,2 - 58,8
Mallorca*	49,2	41,9 - 56,9	44,3	37,9 - 51,0
Tarragona*	42,9	36,4 - 49,8	48,6	41,9 - 55,5
Navarra**	54,6	45,5 - 63,6	50,3	43,1 - 57,5
España	49,5	45,8 - 53,4	49,4	46,2 - 52,8
Dinamarca	39,2	37,3 - 41,2	42,7	41,1 - 44,4
Francia	51,8	47,9 - 56,1	54,0	50,4 - 57,8
Holanda	58,7	54,2 - 63,6	55,7	52,2 - 59,4
Inglaterra	41,0	40,0 - 42,0	41,3	40,5 - 42,1
Italia	46,9	44,8 - 49,2	47,0	45,2 - 48,9
Suecia	51,8	48,0 - 55,8	55,2	52,0 - 58,6
Suiza	52,3	46,9 - 58,3	49,4	44,5 - 54,8
Europa	46,8	45,4 - 48,3	46,7	45,6 - 47,9

* Supervivencia relativa sin estandarizar por edad. ** Elaboración propia.

Cáncer de colon. Supervivencia relativa (%) en los primeros cinco años desde el diagnóstico. Navarra 1990-94

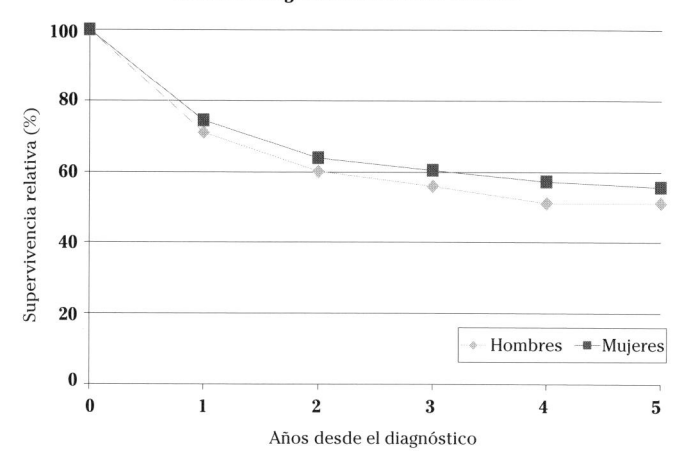

Navarra. Cáncer de recto. Supervivencia observada y relativa (%) por grupos de edad.
(Número de casos entre paréntesis).

Periodo: 1985-89

	15-44		45-54		55-64		65-74		75-99		TOTAL	
	Obs.	Rel.	Obs.	Rel.	Obs.	Rel.	Obs.	Rel.	Obs.	Rel.	Obs.	Rel.
Hombres	(13)		(27)		(54)		(69)		(84)		(247)	
1 año	69,2	69,3	85,1	85,6	74,0	74,9	78,2	80,6	65,4	72,6	73,2	76,7
3 año	53,8	54,1	70,3	71,4	48,1	50,0	43,4	47,8	34,5	48,0	44,9	51,7
5 año	53,8	54,3	62,9	64,7	33,3	35,7	34,7	41,2	22,6	40,5	34,4	43,7
Mujeres	(11)		(14)		(24)		(45)		(48)		(142)	
1 año	72,7	72,7	78,5	78,7	70,8	71,2	80,0	81,1	62,5	67,4	71,8	74,0
3 año	36,3	36,4	57,1	57,5	58,3	59,4	73,3	76,8	37,5	47,5	54,2	59,5
5 año	27,2	27,3	42,8	43,4	58,3	60,2	66,6	72,7	33,3	51,1	48,5	57,2
Total	(24)		(41)		(78)		(114)		(132)		(389)	
1 año	70,8	70,9	82,9	83,3	73,1	73,8	78,9	80,8	64,4	70,8	72,8	75,8
3 año	45,8	46,0	65,9	66,7	51,3	53,0	55,3	59,6	35,6	47,9	48,3	54,7
5 año	41,7	41,9	56,1	57,4	41,0	43,6	47,4	54,3	26,5	44,9	39,6	48,9

Periodo: 1990-94

	15-44		45-54		55-64		65-74		75-99		TOTAL	
	Obs.	Rel.	Obs.	Rel.	Obs.	Rel.	Obs.	Rel.	Obs.	Rel.	Obs.	Rel.
Hombres	(15)		(21)		(52)		(74)		(88)		(250)	
1 año	66,6	66,7	90,4	90,8	71,1	71,9	79,7	81,8	53,4	59,5	68,8	72,2
3 año	60,0	60,3	57,1	57,9	55,7	57,8	59,4	64,9	21,5	30,4	45,2	52,3
5 año	53,3	53,9	38,0	39,0	48,0	51,4	40,5	47,4	19,3	35,5	35,2	45,1
Mujeres	(4)		(13)		(39)		(49)		(62)		(167)	
1 año	50,0	50,0	92,3	92,4	87,1	87,5	81,6	82,5	64,5	68,8	76,6	78,8
3 año	50,0	50,1	76,9	77,3	74,3	75,4	59,1	61,5	40,3	49,7	56,8	62,1
5 año	50,0	50,2	69,2	69,9	69,2	71,0	55,1	59,2	30,6	44,2	50,2	58,5
Total	(19)		(34)		(91)		(123)		(150)		(417)	
1 año	63,2	63,3	91,2	91,5	78,0	78,7	80,5	82,2	58,0	63,5	71,9	74,9
3 año	57,9	58,2	64,7	65,4	63,7	65,5	59,3	63,5	29,3	39,1	50,0	56,4
5 año	52,6	53,1	50,0	51,0	57,1	60,0	46,3	52,4	24,0	39,5	41,2	50,6

Europa 1985-89. Cáncer de Recto. Supervivencia relativa (%) estandarizada por edad.
(Fuente: EUROCARE 2-Study)

	HOMBRES		MUJERES	
	5 año	IC del 95%	5 año	IC del 95%
Navarra*	43,7	36,6 - 52,1	57,2	48,1 - 67,9
País Vasco*	45,5	40,3 - 51,0	46,1	39,6 - 52,9
Mallorca*	36,4	29,7 - 43,9	31,9	24,7 - 40,2
Tarragona*	44,5	37,1 - 52,5	40,8	32,7 - 49,7
Navarra**	42,3	34,5 - 50,1	58,5	48,5 - 68,4
España	43,3	39,8 - 47,0	43,1	39,1 - 47,4
Dinamarca	38,2	36,1 - 40,3	41,5	39,4 - 43,7
Francia	48,4	44,1 - 53,1	48,4	44,2 - 53,1
Holanda	52,4	47,6 - 57,8	53,8	48,8 - 59,3
Inglaterra	40,1	39,0 - 41,2	41,0	39,9 - 42,2
Italia	43,0	40,6 - 45,6	44,2	41,7 - 46,8
Suecia	49,2	45,1 - 53,8	51,9	47,5 - 56,6
Suiza	52,6	45,8 - 60,4	51,6	45,3 - 58,9
Europa	42,6	41,1 - 44,2	42,9	41,4 - 44,4

* Supervivencia relativa sin estandarizar por edad. ** Elaboración propia.

Cáncer de recto. Supervivencia relativa (%) en los primeros cinco años desde el diagnóstico. Navarra 1990-94

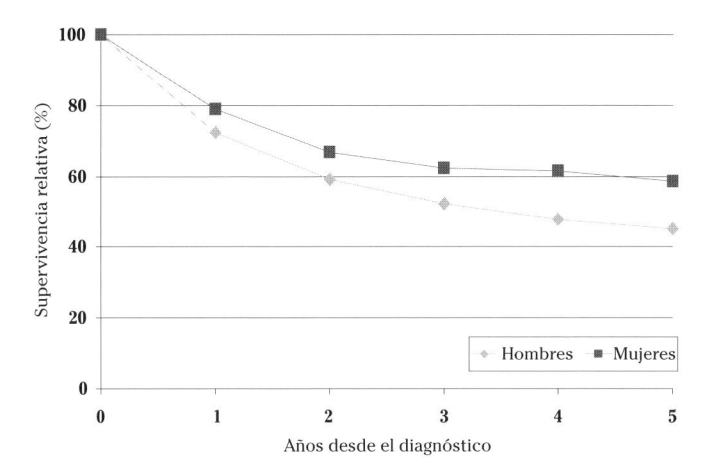

Cáncer de colon y recto. Supervivencia relativa (%) a los 5 años por grupos de edad. Navarra 1990-94

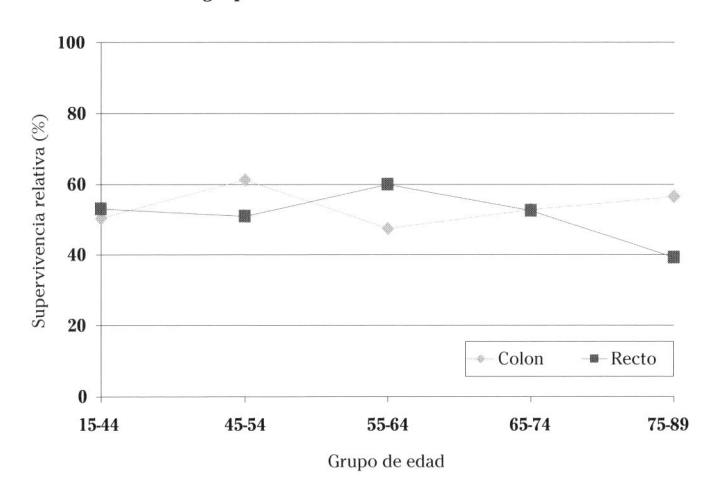

HÍGADO (155)

El cáncer de hígado ha presentado problemas de clasificación por ser un órgano que sufre frecuentemente las metástasis de diversos cánceres. La fiabilidad de los datos de mortalidad por cáncer de hígado es por ello baja, debido a que los tumores metastásicos se certifican en ocasiones como primarios, lo que dificulta la realización de estudios comparativos. Las variaciones en los métodos utilizados para llegar al diagnóstico de cáncer de hígado en las últimas décadas complican todavía más los estudios de tendencias[57].

Los tumores malignos de hígado representan aproximadamente el 3,1% de los cánceres diagnosticados en los varones y el 2,4% en las mujeres en el periodo 1990-94. Las tasas de incidencia y mortalidad por cáncer de hígado de Navarra se encuentran en puestos altos dentro del ranking europeo como ocurre con otras áreas del sur de Europa[14-15].

Los factores de riesgo más importantes para el cáncer de hígado son el consumo de alcohol y las infecciones virales (hepatitis B y C). El patrón de prevalencia de la infección crónica por el virus de la hepatitis B en Europa, con valores más elevados en los países del sur, coincide con la distribución de la incidencia del cáncer de hígado.

Incidencia y mortalidad por cáncer de hígado en Navarra. Periodo 1980-94

Tasas medias anuales por 100.000 habitantes ajustadas a la población mundial y número de casos del quinquenio. Porcentaje de cambio entre 1990-94 respecto a 1980-84.

	Incidencia				Mortalidad			
	1980-84	1985-89	1990-94	% cambio	1980-84	1985-89	1990-94	% cambio
Hombres								
Tasa Ajustada (M)	6,0	9,0	8,2	36,7	7,9	9,3	7,9	0,0
Nº de casos	(103)	(174)	(185)		(135)	(186)	(177)	
Mujeres								
Tasa Ajustada (M)	3,4	2,6	2,9	-14,7	5,7	4,3	3,6	-36,8
Nº de casos	(88)	(79)	(103)		(146)	(121)	(128)	

* Tasa Ajustada (M): Tasa Ajustada a la población mundial.

Supervivencia

El análisis de supervivencia se refiere a 336 pacientes con cáncer de hígado primario diagnosticados entre 1985 y 1994. Se habían excluido previamente 193 pacientes (174 por ser conocidos sólo por certificado de defunción y 19 por la autopsia), por lo que la supervivencia fue analizada para el 63,5% de los pacientes.

La supervivencia relativa de los adultos diagnosticados de cáncer de hígado en Navarra al primer año osciló en los dos periodos estudiados y en los dos sexos entre el 20 y 24%. A los cinco años la supervivencia de los pacientes osciló entre el 5 y 11% según sexos y periodos.

La supervivencia es baja en todos los países europeos incluidos en EUROCARE y lo mismo se puede decir de los pacientes del programa SEER en los Estados Unidos, no alcanzándose ni en Europa ni en los Estados Unidos la cifra de 10% a los 5 años. Ha habido pocos cambios en la supervivencia de los pacientes con cáncer de hígado en los últimos años según el estudio EUROCARE[58]. Se han observado diferencias en la supervivencia de los pacientes procedentes de los diferentes países europeos que pueden ser debidos a diferencias en la calidad de los cuidados, particularmente en el uso de tratamientos agresivos[58].

Navarra. Cáncer de hígado. Supervivencia observada y relativa (%) por grupos de edad.
(Número de casos entre paréntesis).

Periodo: 1985-89

	15-44		45-54		55-64		65-74		75-99		TOTAL	
	Obs.	Rel.	Obs.	Rel.	Obs.	Rel.	Obs.	Rel.	Obs.	Rel.	Obs.	Rel.
Hombres	(7)		(14)		(36)		(37)		(29)		(123)	
1 año	85,7	85,8	28,5	28,7	25,0	25,3	18,9	19,5	10,3	11,3	23,5	24,4
3 año	14,2	14,3	7,1	7,2	5,5	5,7	16,2	17,9	6,8	9,2	9,7	10,8
5 año	14,2	14,4	7,1	7,3	5,5	5,9	8,1	9,7	-	-	5,6	6,8
Mujeres	(2)		(-)		(6)		(18)		(19)		(45)	
1 año	50,0	50,0	-	-	33,3	33,5	5,5	5,6	10,5	11,0	13,3	13,7
3 año	-	-	-	-	16,6	16,9	-	-	10,5	12,4	6,6	7,3
5 año	-	-	-	-	16,6	17,2	-	-	10,5	14,2	6,6	7,8
Total	(9)		(14)		(42)		(55)		(48)		(168)	
1 año	77,8	77,9	28,6	28,7	26,2	26,5	14,5	14,9	10,4	11,2	20,8	21,5
3 año	11,1	11,2	7,1	7,3	7,1	7,4	10,9	11,9	8,3	10,6	8,9	9,9
5 año	11,1	11,2	7,1	7,4	7,1	7,6	5,5	6,4	4,2	6,5	6,0	7,2

Periodo: 1990-94

	15-44		45-54		55-64		65-74		75-99		TOTAL	
	Obs.	Rel.	Obs.	Rel.	Obs.	Rel.	Obs.	Rel.	Obs.	Rel.	Obs.	Rel.
Hombres	(-)		(5)		(35)		(46)		(31)		(117)	
1 año	-	-	60,0	60,2	25,7	25,9	19,5	20,1	6,4	7,0	19,6	20,4
3 año	-	-	40,0	40,5	8,5	8,8	2,1	2,3	3,2	4,3	5,9	6,7
5 año	-	-	40,0	40,9	8,5	9,1	-	-	-	-	4,2	5,2
Mujeres	(1)		(2)		(5)		(21)		(22)		(51)	
1 año	100,0	100,0	50,0	50,1	20,0	20,0	14,2	14,4	9,0	9,6	15,6	16,1
3 año	100,0	100,0	50,0	50,3	20,0	20,2	4,7	4,9	4,5	5,5	9,8	10,7
5 año	100,0	100,0	50,0	50,6	20,0	20,4	4,7	5,0	4,5	6,4	9,8	11,6
Total	(1)		(7)		(40)		(67)		(53)		(168)	
1 año	100,0	100,0	57,1	57,3	25,0	25,3	18,0	18,3	7,5	8,1	18,5	19,1
3 año	100,0	100,0	42,9	43,4	10,0	10,3	3,0	3,2	3,8	4,9	7,1	8,0
5 año	100,0	100,0	42,9	43,8	10,0	10,6	1,5	1,7	1,9	3,0	6,0	7,3

Europa 1985-89. Cáncer de hígado. Supervivencia relativa (%) estandarizada por edad.
(Fuente: EUROCARE 2-Study)

	HOMBRES		MUJERES	
	5 año	IC del 95%	5 año	IC del 95%
Navarra*	6,8	3,2 - 14,3	7,8	2,5 - 24,0
País Vasco*	12,1	8,0 - 18,1	12,5	6,1 - 23,9
Mallorca*	26,1	14,3 - 43,8	-	-
Tarragona*	5,4	1,8 - 14,9	0,0	0,0 - 0,0
Navarra**	-	-	-	-
España	10,4	7,3 - 14,8	7,4	4,2 - 13,2
Dinamarca	1,2	0,7 - 2,3	1,6	0,9 - 2,8
Francia	7,1	4,2 - 11,8	-	-
Holanda	0,0	0,0 - 0,0	-	-
Inglaterra	3,3	2,4 - 4,6	3,2	2,1 - 4,9
Italia	3,2	2,3 - 4,5	4,1	2,7 - 6,3
Suecia	3,7	1,6 - 8,7	4,8	2,1 - 10,6
Suiza	2,1	0,7 - 6,8	-	-
Europa	4,6	3,5 - 6,0	4,7	3,4 - 6,6

* Supervivencia relativa sin estandarizar por edad. ** Elaboración propia.

Cáncer de hígado. Supervivencia relativa (%) en los primeros cinco años desde el diagnóstico. Navarra 1990-94

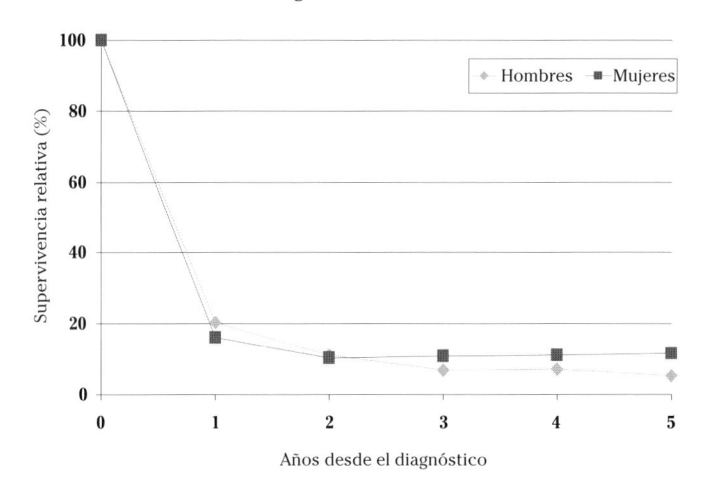

VESÍCULA (156)

El cáncer de vesícula representa el 1,3% de los tumores malignos entre los hombres y el 2,6% entre las mujeres. En el periodo 1980-89 las tasas de incidencia y mortalidad de las mujeres eran más altas que las tasas de los varones, mientras que se igualan en el periodo 1990-94. El cáncer de vesícula es uno de los pocos cánceres donde se observan tasas más altas entre las mujeres en muchos países industrializados europeos o también en Japón o los Estados Unidos.

Los principales factores de riesgo para el cáncer de vesícula en las poblaciones occidentales son los cálculos biliares de colesterol, la obesidad y la alta paridad[17]. Entre 1980 y 1994, han descendido las tasas de incidencia y mortalidad entre las mujeres de Navarra mientras que entre los hombres no se aprecia un patrón claro. En España la mortalidad descendió un 9% y un 7% en los hombres y mujeres en el periodo 1987-97[6]. También en otros países como Inglaterra se ha descrito un descenso de la mortalidad entre las mujeres.

Incidencia y mortalidad por cáncer de vesícula en Navarra. Periodo 1980-94

Tasas medias anuales por 100.000 habitantes ajustadas a la población mundial y número de casos del quinquenio. Porcentaje de cambio entre 1990-94 respecto a 1980-84.

	Incidencia				Mortalidad			
	1980-84	1985-89	1990-94	% cambio	1980-84	1985-89	1990-94	% cambio
Hombres								
Tasa Ajustada (M)	2,7	3,4	3,3	22,2	1,6	2,6	2,6	62,5
Nº de casos	(48)	(71)	(77)		(30)	(50)	(62)	
Mujeres								
Tasa Ajustada (M)	5,0	4,2	3,2	-36,0	2,9	3,1	2,2	-24,1
Nº de casos	(118)	(124)	(110)		(69)	(92)	(77)	

* Tasa Ajustada (M): Tasa Ajustada a la población mundial.

Supervivencia

Los datos de supervivencia referidos en este informe se refieren a 324 adultos con cáncer de vesícula, que representan aproximadamente el 86% del total.

La supervivencia relativa al primer y quinto año fue de 33,4 y 15,8% en el periodo 1985-89 y en el quinquenio siguiente de 37 y 15%. Los datos de Navarra no permiten apreciar si existen diferencias entre sexos.

Los datos de EUROCARE III, para los pacientes diagnosticados en el periodo 1990-94 indican que, como en Navarra, la supervivencia para estos pacientes es baja en todos los países de Europa, por debajo de 15% en la mayoría de ellos, a los 5 años del diagnóstico.

Navarra. Cáncer de vesícula. Supervivencia observada y relativa (%) por grupos de edad. (Número de casos entre paréntesis).

Periodo: 1985-89

	15-44 Obs.	15-44 Rel.	45-54 Obs.	45-54 Rel.	55-64 Obs.	55-64 Rel.	65-74 Obs.	65-74 Rel.	75-99 Obs.	75-99 Rel.	TOTAL Obs.	TOTAL Rel.
Hombres	(1)		(3)		(14)		(24)		(23)		(65)	
1 año	100,0	100,0	33,3	33,4	57,1	57,7	41,6	42,9	26,0	28,7	40,0	41,9
3 año	-	-	33,3	33,7	42,8	44,4	25,0	27,5	8,6	11,9	23,0	26,7
5 año	-	-	33,3	34,1	21,4	22,8	16,6	19,8	8,6	15,1	15,3	19,8
Mujeres	(-)		(2)		(17)		(42)		(46)		(107)	
1 año	-	-	50,0	50,1	41,1	41,3	28,5	29,0	19,5	21,3	27,1	28,2
3 año	-	-	50,0	50,4	17,6	17,9	14,2	15,0	10,8	14,4	14,0	16,0
5 año	-	-	50,0	50,7	17,6	18,1	9,5	10,4	6,5	10,8	10,2	13,0
Total	(1)		(5)		(31)		(66)		(69)		(172)	
1 año	100,0	100,0	40,0	40,1	48,4	48,8	33,3	34,0	21,7	23,8	32,0	33,4
3 año	-	-	40,0	40,5	29,0	29,8	18,2	19,4	10,1	13,6	17,4	20,0
5 año	-	-	40,0	40,8	19,4	20,2	12,1	13,7	7,2	12,2	12,2	15,6

Periodo: 1990-94

	15-44 Obs.	15-44 Rel.	45-54 Obs.	45-54 Rel.	55-64 Obs.	55-64 Rel.	65-74 Obs.	65-74 Rel.	75-99 Obs.	75-99 Rel.	TOTAL Obs.	TOTAL Rel.
Hombres	(1)		(3)		(12)		(27)		(21)		(64)	
1 año	-	-	33,3	33,4	58,3	58,9	40,7	41,8	28,5	30,9	39,0	40,6
3 año	-	-	33,3	33,7	16,6	17,2	3,7	4,0	14,2	18,8	10,9	12,4
5 año	-	-	33,3	34,0	16,6	17,7	3,7	4,3	14,2	23,2	10,9	13,6
Mujeres	(-)		(4)		(11)		(21)		(52)		(88)	
1 año	-	-	0	0	36,3	36,5	57,1	57,8	25,0	26,8	32,9	34,5
3 año	-	-	-	-	18,1	18,4	28,5	29,8	9,6	12,2	14,7	17,1
5 año	-	-	-	-	9,0	9,3	28,5	30,9	7,6	11,7	12,5	16,1
Total	(1)		(7)		(23)		(48)		(73)		(152)	
1 año	-	-	14,3	14,3	47,8	48,2	47,9	48,8	26,0	28,0	35,5	37,0
3 año	-	-	14,3	14,4	17,4	17,8	14,6	15,6	11,0	14,1	13,2	15,1
5 año	-	-	14,3	14,5	13,0	13,6	14,6	16,4	8,1	13,3	11,8	15,0

Europa 1985-89. Cáncer de vesícula. Supervivencia relativa (%) estandarizada por edad.
(Fuente: EUROCARE 2-Study)

	HOMBRES 5 año	HOMBRES IC del 95%	MUJERES 5 año	MUJERES IC del 95%
Navarra*	19,8	11,0 - 35,5	13,0	7,3 - 23,0
País Vasco*	35,9	24,4 - 50,0	11,7	7,2 - 18,7
Mallorca*	27,9	7,9 - 69,7	18,8	8,8 - 36,9
Tarragona*	9,8	2,7 - 30,9	12,7	6,3 - 24,4
Navarra**	-	-	-	-
España	19,9	14,1 - 28,0	13,5	10,0 - 18,1
Dinamarca	4,7	2,7 - 8,0	4,2	2,8 - 6,2
Francia	13,9	8,7 - 22,2	-	-
Holanda	3,0	1,0 - 8,9	-	-
Inglaterra	10,1	8,2 - 12,4	10,2	8,6 - 12,1
Italia	7,7	5,2 - 11,5	10,4	8,3 - 13,0
Suecia	16,7	9,8 - 28,3	6,0	3,7 - 9,7
Suiza	12,8	5,8 - 28,4	10,2	5,2 - 20,0
Europa	11,8	9,2 - 15,2	11,8	10,3 - 13,6

* Supervivencia relativa sin estandarizar por edad. ** Elaboración propia.

Cáncer de vesícula. Supervivencia relativa (%) en los primeros cinco años desde el diagnóstico. Navarra 1990-94

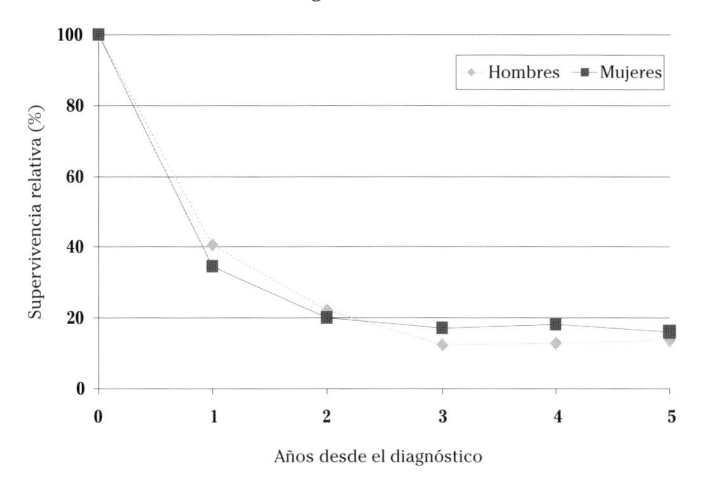

PÁNCREAS (157)

Los tumores malignos de páncreas representan el 2,8% de los cánceres diagnosticados en Navarra en ambos sexos.

La evolución de la incidencia y mortalidad entre los años 80 y mediados de los 90 muestra un incremento de las tasas en ambos sexos. Los datos de mortalidad disponibles para España muestran que la mortalidad se incrementó un 17 y un 13% entre los hombres y mujeres en el periodo 1987-97. Estos incrementos de la incidencia y mortalidad se han observado en muchos países europeos y en los Estados Unidos y han sido atribuidos, en parte, a las mejoras en los métodos diagnósticos. El tabaquismo es un factor de riesgo establecido del cáncer de páncreas y parece que hay factores dietéticos que pueden influir igualmente.

Incidencia y mortalidad por cáncer de páncreas en Navarra. Periodo 1980-94

Tasas medias anuales por 100.000 habitantes ajustadas a la población mundial y número de casos del quinquenio. Porcentaje de cambio entre 1990-94 respecto a 1980-84.

	Incidencia				Mortalidad			
	1980-84	1985-89	1990-94	% cambio	1980-84	1985-89	1990-94	% cambio
Hombres								
Tasa Ajustada (M)	6,3	6,0	7,7	22,2	5,5	5,2	7,1	29,2
Nº de casos	(106)	(119)	(164)		(95)	(106)	(153)	
Mujeres								
Tasa Ajustada (M)	2,5	3,7	4,3	72,0	2,5	3,6	3,6	44,0
Nº de casos	(65)	(101)	(127)		(65)	(102)	(114)	

* Tasa Ajustada (M): Tasa Ajustada a la población mundial.

Supervivencia

Los datos de supervivencia presentados en este informe se refieren a 400 pacientes de más de 15 años con cáncer de páncreas, que representan aproximadamente el 82% de total de casos registrados con este cáncer. Se excluyeron el 18% de los casos del análisis de supervivencia por ser conocidos sólo por la autopsia o el certificado de defunción.

La supervivencia relativa de los adultos diagnosticados de cáncer de páncreas al primer año osciló en los dos periodos estudiados y en los dos sexos entre el 10 y el 20%. A los cinco años la supervivencia de los pacientes no superó la cifra de 5%. En prácticamente ninguno los 19 países incluidos por EUROCARE III, que recogen los datos de los pacientes diagnosticados en el primer quinquenio de los 90, se superó la cifra de supervivencia de 5% a los 5 años para el cáncer de páncreas.

La supervivencia es uniformemente baja en todos los países europeos incluidos en EUROCARE y lo mismo se puede decir de los pacientes tratados en los Estados Unidos. Ha habido pocos cambios en la supervivencia de los pacientes con cáncer de páncreas en los últimos años según el estudio EUROCARE[58] y como en el resto de los países, los pacientes de Navarra se caracterizan por presentar una baja supervivencia.

Navarra. Cáncer de páncreas. Supervivencia observada y relativa (%) por grupos de edad.
(Número de casos entre paréntesis).

Periodo: 1985-89

	15-44		45-54		55-64		65-74		75-99		TOTAL	
	Obs.	Rel.	Obs.	Rel.	Obs.	Rel.	Obs.	Rel.	Obs.	Rel.	Obs.	Rel.
Hombres	(7)		(13)		(17)		(37)		(28)		(102)	
1 año	57,1	57,2	23,0	23,1	17,6	17,8	16,2	16,7	3,5	3,9	16,6	17,3
3 año	28,5	28,7	7,6	7,8	-	-	5,4	5,9	3,5	4,8	5,8	6,6
5 año	14,2	14,4	7,6	7,9	-	-	5,4	6,4	3,5	6,2	4,9	6,0
Mujeres	(-)		(4)		(15)		(27)		(32)		(78)	
1 año	-	-	-	-	20,0	20,1	11,1	11,2	18,7	20,2	15,3	15,9
3 año	-	-	-	-	-	-	3,7	3,8	6,2	7,8	3,8	4,2
5 año	-	-	-	-	-	-	3,7	4,0	6,2	9,4	3,8	4,6
Total	(7)		(17)		(32)		(64)		(60)		(180)	
1 año	57,1	57,2	17,6	17,7	18,7	18,9	14,0	14,4	11,7	12,7	16,1	16,7
3 año	28,6	28,7	5,9	6,0	-	-	4,7	5,1	5,0	6,5	5,0	5,6
5 año	14,3	14,4	5,9	6,0	-	-	4,7	5,4	5,0	8,1	4,4	5,5

Periodo: 1990-94

	15-44		45-54		55-64		65-74		75-99		TOTAL	
	Obs.	Rel.	Obs.	Rel.	Obs.	Rel.	Obs.	Rel.	Obs.	Rel.	Obs.	Rel.
Hombres	(13)		(7)		(32)		(39)		(31)		(122)	
1 año	38,4	38,5	28,5	28,6	18,7	18,9	12,8	13,1	19,3	20,9	19,6	20,3
3 año	23,0	23,2	-	-	6,2	6,4	5,1	5,5	6,4	8,3	7,3	8,1
5 año	23,0	23,3	-	-	3,1	3,3	5,1	6,0	3,2	5,2	5,7	6,8
Mujeres	(2)		(10)		(10)		(34)		(42)		(98)	
1 año	50,0	50,0	50,0	50,0	10,0	10,0	8,8	8,9	2,3	2,5	11,2	11,6
3 año	-	-	10,0	10,0	10,0	10,1	-	-	-	-	2,0	2,2
5 año	-	-	10,0	10,1	10,0	10,2	-	-	-	-	2,0	2,4
Total	(15)		(17)		(42)		(73)		(73)		(220)	
1 año	40,0	40,1	41,2	41,3	16,7	16,8	11,0	11,2	9,6	10,3	16,0	16,4
3 año	20,0	20,1	5,9	5,9	7,1	7,4	2,7	2,9	2,7	3,5	5,0	5,5
5 año	20,0	20,2	5,9	6,0	4,8	5,0	2,7	3,1	1,4	2,1	4,1	4,9

Europa 1985-89. Cáncer de páncreas. Supervivencia relativa (%) estandarizada por edad.
(Fuente: EUROCARE 2-Study)

	HOMBRES		MUJERES	
	5 año	IC del 95%	5 año	IC del 95%
Navarra*	6,0	2,5 - 14,5	4,6	1,5 - 14,2
País Vasco*	4,7	2,2 - 9,7	-	-
Mallorca*	2,6	0,5 - 13,6	12,3	4,2 - 31,4
Tarragona*	2,0	0,4 - 10,2	4,9	1,4 - 16,0
Navarra**	-	-	-	-
España	4,5	2,4 - 8,5	5,1	2,9 - 8,7
Dinamarca	2,2	1,5 - 3,3	2,0	1,3 - 2,9
Francia	-	-	7,1	4,4 - 11,5
Holanda	2,8	0,6 - 12,7	2,9	0,9 - 8,7
Inglaterra	3,2	2,8 - 3,8	3,1	2,6 - 3,6
Italia	4,3	3,1 - 6,0	3,4	2,4 - 4,8
Suecia	2,1	1,1 - 3,8	3,3	1,9 - 5,6
Suiza	1,6	0,4 - 6,6	3,1	1,3 - 7,4
Europa	4,1	3,3 - 5,1	3,9	3,1 - 4,8

* Supervivencia relativa sin estandarizar por edad. ** Elaboración propia.

Cáncer de páncreas. Supervivencia relativa (%) en los primeros cinco años desde el diagnóstico. Navarra 1990-94

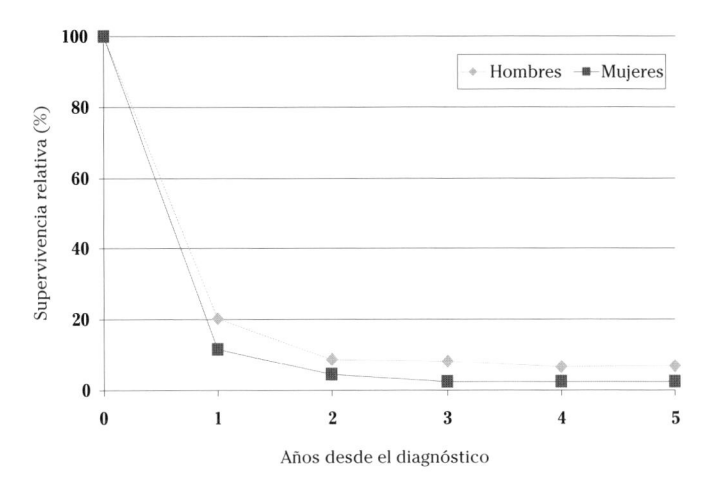

LARINGE (161)

Los cánceres de laringe representan el 2,6% de los tumores diagnosticados y el 2,4% de las muertes por cáncer en Navarra. Se diagnostican anualmente una media de 53 casos de cáncer de laringe en los hombres al año frente a un caso entre las mujeres, lo que evidencia una importante diferencia entre sexos. Estas diferencias se han observado igualmente en otras comunidades autónomas y en mayor o menor grado en todos los países europeos.

Navarra, al igual que otras comunidades autónomas, presenta altas tasas de incidencia y mortalidad de cáncer de laringe en los hombres. Las tasas ajustadas de mortalidad en la Unión Europea oscilaron entre cifras de 0,5 por 100.000 en países como Suecia y 6,3 por 100.000 en España en el año 1996[15]. El cáncer de laringe en los hombres es una enfermedad propia de los países mediterráneos mientras que es poco frecuente en los países del norte de Europa. Esta alta incidencia en el área mediterránea no se corresponde proporcionalmente con unas tasas altas de cáncer de pulmón[59].

El cáncer de laringe está causado principalmente por el consumo de tabaco y alcohol. El tabaco contribuye como factor de riesgo fundamental en los cánceres de cuerdas vocales y glotis mientras que el alcohol es más prominente para los cánceres de supraglotis. El consumo simultáneo de tabaco y alcohol, que tendría un efecto multiplicativo[60-61], debe ser considerado cuando se interpretan los datos relativos a este cáncer.

En los últimos años ha descendido la incidencia de cáncer de laringe en los hombres de Navarra. Entre las causas que explicarían el descenso se encuentra el cambio en el tipo de tabaco consumido, a favor del tabaco rubio que presenta un riesgo relativo más bajo que el negro para el cancer de laringe[62-63].

Incidencia y mortalidad por cáncer de laringe en Navarra. Periodo 1980-94

Tasas medias anuales por 100.000 habitantes ajustadas a la población mundial y número de casos del quinquenio. Porcentaje de cambio entre 1990-94 respecto a 1980-84.

	Incidencia				Mortalidad			
	1980-84	1985-89	1990-94	% cambio	1980-84	1985-89	1990-94	% cambio
Hombres								
Tasa Ajustada (M)	17,7	16,4	14,4	-18,6	7,7	6,3	7,0	-9,1
Nº de casos	(285)	(279)	(265)		(133)	(114)	(138)	
Mujeres								
Tasa Ajustada (M)	0,2	0,2	0,1	-50,0	0,2	0,2	0,2	0,0
Nº de casos	(5)	(5)	(4)		(5)	(3)	(5)	

* Tasa Ajustada (M): Tasa Ajustada a la población mundial.

Supervivencia

El estudio de la supervivencia se realizó en 510 pacientes, que representan un 96,7% del total de los 522 registrados (se excluyeron 11 pacientes conocidos sólo por el certificado de defunción y un caso conocido por la autopsia).

La supervivencia relativa de los pacientes con cáncer de laringe diagnosticados en los periodos 1985-89 y 1990-94 en Navarra osciló en cifras en torno al 87% al primer año y al 65% a los 5 años.

La tasa ajustada de supervivencia relativa en el período 1985-89 osciló en los países de EUROCARE entre 50 y 75%, encontrándose la tasa de Navarra por encima de la media. Los datos publicados por el programa SEER en los Estados Unidos cifran la supervivencia en aquel país en cifras muy similares (68% entre los varones y 62% entre las mujeres a los 5 años).

Navarra. Cáncer de laringe. Supervivencia observada y relativa (%) por grupos de edad. (Número de casos entre paréntesis).

Periodo: 1985-89

	15-44		45-54		55-64		65-74		75-99		TOTAL	
	Obs.	Rel.	Obs.	Rel.	Obs.	Rel.	Obs.	Rel.	Obs.	Rel.	Obs.	Rel.
Hombres	(27)		(51)		(87)		(72)		(22)		(259)	
1 año	100,0	100,0	90,1	90,6	86,2	87,2	86,1	88,6	68,1	73,9	86,8	88,6
3 año	85,1	85,6	74,5	75,6	67,8	70,4	70,8	77,7	54,5	71,3	70,6	75,2
5 año	77,7	78,5	62,7	64,4	62,0	66,5	56,9	67,2	45,4	73,7	61,0	68,0
Mujeres	(1)		(1)		(-)		(2)		(1)		(5)	
1 año	100,0	100,0	0	0	-	-	100,0	100,0	100,0	100,0	81,0	81,0
3 año	-	-	-	-	-	-	50,0	52,9	100,0	100,0	40,0	41,7
5 año	-	-	-	-	-	-	50,0	55,7	100,0	100,0	40,0	43,4
Total	(28)		(52)		(87)		(74)		(23)		(264)	
1 año	100,0	100,0	88,5	88,9	86,2	87,2	86,5	89,0	69,6	75,3	86,7	88,5
3 año	82,1	82,6	73,1	74,2	67,8	70,5	70,3	77,1	56,5	73,3	70,1	74,6
5 año	75,0	75,7	61,5	63,2	62,1	66,6	56,8	67,0	47,8	76,4	60,7	67,6

Periodo: 1990-94

	15-44		45-54		55-64		65-74		75-99		TOTAL	
	Obs.	Rel.	Obs.	Rel.	Obs.	Rel.	Obs.	Rel.	Obs.	Rel.	Obs.	Rel.
Hombres	(25)		(43)		(81)		(67)		(27)		(243)	
1 año	84,0	84,1	95,3	95,7	91,3	92,3	79,1	81,2	70,3	75,6	85,5	87,2
3 año	72,0	72,4	76,7	77,8	71,6	74,1	62,6	68,2	48,1	61,2	67,4	71,8
5 año	68,0	68,8	72,0	73,9	60,4	64,4	50,7	59,2	37,0	57,2	58,0	64,8
Mujeres	(-)		(-)		(-)		(1)		(2)		(3)	
1 año	-	-	-	-	-	-	-	-	100,0	100,0	66,6	68,0
3 año	-	-	-	-	-	-	-	-	100,0	100,0	66,6	71,2
5 año	-	-	-	-	-	-	-	-	100,0	100,0	66,6	75,8
Total	(25)		(43)		(81)		(68)		(29)		(246)	
1 año	84,0	84,2	95,3	95,8	91,4	92,3	77,9	80,0	72,4	77,7	85,4	87,1
3 año	72,0	72,5	76,7	77,8	71,6	74,1	61,8	67,2	51,7	65,1	67,5	71,8
5 año	68,0	68,8	72,1	73,9	59,2	63,5	50,0	58,3	41,4	63,5	58,1	64,9

Europa 1985-89. Cáncer de laringe. Supervivencia relativa (%) estandarizada por edad.
(Fuente: EUROCARE 2-Study)

	HOMBRES		MUJERES	
	5 año	IC del 95%	5 año	IC del 95%
Navarra*	68,0	61,6 - 75,1	43,4	14,5 - 129,9
País Vasco*	64,4	60,0 - 68,6	76,8	45,0 - 99,3
Mallorca*	64,7	52,7 - 76,0	-	-
Tarragona*	63,4	55,5 - 71,1	64,0	24,6 - 94,2
Navarra**	69,8	58,8 - 80,7	-	-
España	65,4	61,8 - 69,2	-	-
Dinamarca	59,7	56,0 - 63,6	58,8	52,2 - 66,2
Francia	51,0	45,8 - 56,8	58,1	40,9 - 82,4
Holanda	75,6	66,9 - 85,4	100,0	100,0 - 100,0
Inglaterra	66,0	64,0 - 68,1	63,6	59,8 - 67,6
Italia	66,9	64,4 - 69,5	65,2	57,6 - 73,8
Suecia	73,6	65,3 - 82,9	64,7	43,0 - 97,5
Suiza	60,0	51,4 - 70,0	-	-
Europa	62,2	60,2 - 64,2	65,0	60,2 - 70,3

* Supervivencia relativa sin estandarizar por edad. ** Elaboración propia.

Cáncer de laringe. Supervivencia relativa (%) en los primeros cinco años desde el diagnóstico. Navarra 1990-94

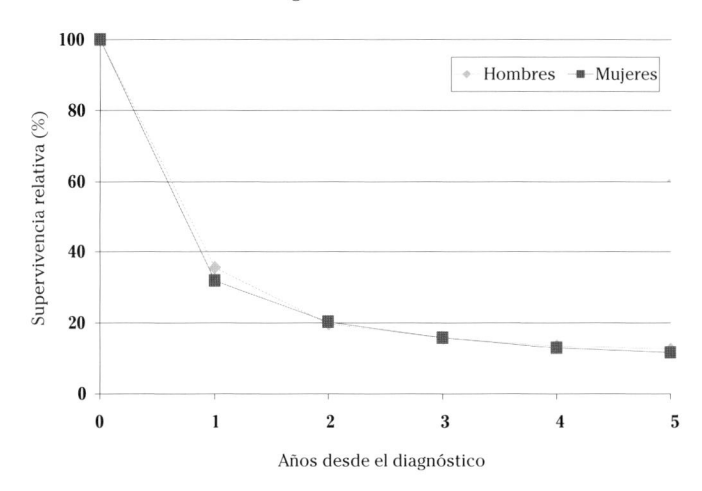

PULMÓN (162)

El cáncer de pulmón fue responsable del 7,6% de las muertes entre los hombres de Navarra en el año 2000 y del 23% de las muertes por cáncer. Entre las mujeres las muertes por cáncer de pulmón son mucho menos frecuentes (188 en hombres vs 30 en mujeres, en el año 2000). La ratio entre las tasas de los hombres y de las mujeres en Navarra se sitúa en torno a 12 (frente a 5 en la Unión Europea).

En el año 1996, la mortalidad media entre los hombres de la Unión Europea fue de 46 por 100.000, destacando por sus bajas tasas Suecia (22) y Portugal (30) y por sus altas tasas países como Bélgica (68) u Holanda (55). Las tasas de mortalidad por cáncer de pulmon de los hombres en Navarra (39,1) y España (47) se encuentran próximas a la media europea[15].

En todos los países, el cáncer de pulmón es menos frecuente entre las mujeres, y así en la Unión Europea, contrasta la tasa de mortalidad de 10,1 por 100.000 en las mujeres con la citada de 46 por 100.000 en los hombres. Las tasas de las mujeres de España y Portugal (por debajo de 5 por 100.000) son las más bajas de la Unión Europea, mientras que las tasas de países como Dinamarca (27) o Reino Unidos (20) son las más altas[15].

Entre 1980 y 1994, la incidencia y mortalidad por cáncer de pulmón aumentó un 20% entre los varones de Navarra. Señalar, sin embargo, que los últimos datos de incidencia y mortalidad de finales de los años 90 están mostrando un descenso de las tasas entre los varones[5]. Los datos de mortalidad de España indican que entre 1955 y 1994 se produjo un incremento sostenido en la mortalidad por cáncer de pulmón (pasando las tasas ajustadas a la población mundial de 13,3 a 47,4 por 100.000). A partir de los años 90 se ha producido una estabilización de las tasas de mortalidad entre los varones e incluso en los últimos años, 1993-97, han comenzado a descender (-0,57 anual)[6].

Incidencia y mortalidad por cáncer de pulmón en Navarra. Periodo 1980-94

Tasas medias anuales por 100.000 habitantes ajustadas a la población mundial y número de casos del quinquenio. Porcentaje de cambio entre 1990-94 respecto a 1980-84.

	Incidencia				Mortalidad			
	1980-84	1985-89	1990-94	% cambio	1980-84	1985-89	1990-94	% cambio
Hombres								
Tasa Ajustada (M)	39,1	40,1	48,1	23,0	32,2	34,5	39,1	21,4
Nº de casos	(674)	(756)	(992)		(549)	(658)	(833)	
Mujeres								
Tasa Ajustada (M)	4,0	3,4	3,5	-12,5	4,3	3,2	3,3	-23,3
Nº de casos	(90)	(75)	(95)		(95)	(80)	(93)	

* Tasa Ajustada (M): Tasa Ajustada a la población mundial.

Un estudio reciente que analiza la mortalidad en España desde la perspectiva de las generaciones o cohortes de nacimiento, y que permite analizar lo que está ocurriendo en las generaciones más jóvenes, ha encontrado que para el cáncer de pulmón se observa un descenso de la mortalidad en las cohortes de varones nacidos después del año 1947, mientras que entre las mujeres la incorporación al tabaquismo se expresa en un incremento de riesgo en las mujeres nacidas después de 1940[51]. Los autores del trabajo señalan que si en los hombres se mantuviese el descenso del riesgo en cohortes posteriores a 1946, en España se reproduciría, con 40 años de retraso, el patrón de evolución de este tumor en Inglaterra y Gales y, con 10 años, el de Italia. En mujeres, la evolución es muy diferente a la de estos países y, lamentablemente, estamos asistiendo al comienzo de la epidemia de cáncer de pulmón en este colectivo[51].

Muchos países de la Unión Europea están logrando cambiar la tendencia de la mortalidad por cáncer de pulmón[9]. Globalmente en la Unión Europea la tasa de los varones ha disminuido un 7% entre 1985 y 1996 (un 4% entre los mayores de 65 años y un 13% entre los menores de esta edad). Entre las mujeres ha aumentado un 21% (un 14% entre los menores de 65 años y un 27% entre las de mas de 75 años)[9].

Otro factor que ensombrece la situación del cáncer de pulmón es la gran letalidad del mismo, como lo demuestra el hecho de que en Europa la supervivencia relativa a los 5 años se sitúa en torno a 10% en la década de los 90. La ocurrencia del cáncer de pulmón es atribuible en muy buena medida al tabaquismo y la principal apuesta para el control de este cáncer es la prevención primaria.

Supervivencia

Entre 1985 y 1994 se diagnosticaron en Navarra 1.780 pacientes con cáncer primario de pulmón que fueron seguidos hasta final de año 1999. Se excluyeron de los análisis de supervivencia un 10 % por ser conocidos a través del certificado de defunción o por la autopsia. Señalar que en el periodo 1985-89 se realizó un seguimiento activo de todos los casos en la documentación clínica de los pacientes y en los padrones municipales lo que ha permitido aproximar de manera más exacta la supervivencia "real" corrigiendo por la sobrestimación derivada del seguimiento pasivo. Este seguimiento más exhaustivo puede explicar, en parte, el considerable aumento de supervivencia entre los pacientes diagnosticados en el quinquenio 1985-89 y el periodo 1990-94.

La supervivencia de los hombres diagnosticados de cáncer de pulmón en Navarra en el periodo 1990-94 fue de 35,6% al primer año y de 12,8% a los 5 años. Las mujeres presentaron una supervivencia muy similar (31,9% al primer año y 11% a los 5 años). La media de supervivencia a los 5 años, en el mismo periodo, fue de 8,9 y 9,9% en Europa. Los datos procedentes de otros registros españoles indican igualmente altas supervivencias en España: 12,3% en varones y 13,9% en mujeres, señalando los autores de EUROCARE que esta desviación es probablemente atribuible a un incompleto seguimiento de los pacientes.

Además de los problemas metodológicos citados para algunos países, el análisis de los datos de los diferentes países de Europa sugieren que las variaciones en la supervivencia pueden estar relacionados con los tratamientos[64].

La supervivencia está fuertemente relacionada con la edad de los pacientes, siendo mucho más alta entre los jóvenes que entre los mayores. En Navarra, en el grupo más joven, 15-44 años, la supervivencia relativa a los 5 años fue del 17,5% mientras que bajó al 4,1% en los mayores de 75 años.

En conclusión, la baja supervivencia lograda en los pacientes con cáncer de pulmón refuerza la necesidad de disminuir la incidencia del cáncer de pulmón mediante programas que disminuyan el tabaquismo en todos los grupos de edad y en ambos sexos.

Navarra. Cáncer de pulmón. Supervivencia observada y relativa (%) por grupos de edad.
(Número de casos entre paréntesis).

Periodo: 1985-89

	15-44		45-54		55-64		65-74		75-99		TOTAL	
	Obs.	Rel.	Obs.	Rel.	Obs.	Rel.	Obs.	Rel.	Obs.	Rel.	Obs.	Rel.
Hombres	(25)		(65)		(174)		(270)		(115)		(649)	
1 año	41,9	42,0	47,2	47,5	37,9	38,3	30,3	31,2	18,2	19,8	32,2	33,3
3 año	12,5	12,6	13,0	13,2	12,2	12,7	10,9	12,1	2,6	3,4	10,0	11,1
5 año	12,5	12,7	11,4	11,7	6,9	7,5	7,1	8,5	1,7	2,8	6,7	8,0
Mujeres	(2)		(9)		(13)		(20)		(14)		(58)	
1 año	100,0	100,0	76,4	76,6	18,0	18,0	20,0	20,2	28,5	30,2	32,6	33,3
3 año	-	-	50,9	51,2	9,0	9,1	5,0	5,2	7,1	8,6	12,6	13,5
5 año	-	-	25,4	25,7	9,0	9,2	5,0	5,4	-	-	7,2	8,1
Total	(27)		(74)		(187)		(290)		(129)		(707)	
1 año	46,4	46,5	50,6	50,8	36,6	37,0	29,6	30,5	19,4	21,0	32,3	33,3
3 año	11,6	11,7	17,3	17,6	12,0	12,5	10,6	11,6	3,1	4,0	10,3	11,3
5 año	11,6	11,7	13,0	13,4	7,1	7,6	7,0	8,3	1,5	2,5	6,8	8,1

Periodo: 1990-94

	15-44		45-54		55-64		65-74		75-99		TOTAL	
	Obs.	Rel.	Obs.	Rel.	Obs.	Rel.	Obs.	Rel.	Obs.	Rel.	Obs.	Rel.
Hombres	(42)		(81)		(245)		(286)		(169)		(823)	
1 año	45,2	45,3	43,2	43,3	38,3	38,8	32,8	33,8	24,8	26,7	34,6	35,6
3 año	21,4	21,5	24,6	25,0	16,7	17,3	13,6	14,9	5,9	7,6	14,7	16,1
5 año	19,0	19,2	20,9	21,5	13,0	13,9	9,7	11,5	2,3	3,7	10,8	12,7
Mujeres	(10)		(3)		(9)		(26)		(19)		(67)	
1 año	20,0	20,0	33,3	33,4	44,4	44,6	42,3	42,8	15,7	16,5	31,3	31,9
3 año	10,0	10,0	33,3	33,5	22,2	22,5	19,2	20,0	5,2	6,2	14,9	15,9
5 año	10,0	10,0	33,3	33,6	22,2	22,7	7,6	8,3	5,2	7,1	10,4	11,7
Total	(52)		(84)		(254)		(312)		(188)		(890)	
1 año	40,4	40,5	42,9	43,0	38,6	39,0	33,7	34,6	23,9	25,7	34,3	35,2
3 año	19,2	19,3	25,0	25,3	16,9	17,6	14,1	15,4	5,9	7,5	14,5	15,9
5 año	17,3	17,5	21,4	22,0	13,4	14,3	9,6	11,3	2,7	4,1	10,8	12,7

Europa 1985-89. Cáncer de pulmón. Supervivencia relativa (%) estandarizada por edad.
(Fuente: EUROCARE 2-Study)

	HOMBRES		MUJERES	
	5 año	IC del 95%	5 año	IC del 95%
Navarra*	8,0	5,9 - 10,7	8,1	3,1 - 21,3
País Vasco*	15,8	14,0 - 17,8	17,2	11,4 - 25,3
Mallorca*	12,0	9,0 - 15,9	14,5	6,3 - 30,2
Tarragona*	10,9	8,7 - 13,7	8,7	3,4 - 20,6
Navarra**	7,2	5,0 - 9,3	-	-
España	11,9	10,8 - 13,2	-	-
Dinamarca	5,6	5,2 - 6,1	5,9	5,3 - 6,7
Francia	11,5	10,1 - 13,1	15,9	11,8 - 21,5
Holanda	11,7	10,2 - 13,4	10,8	7,6 - 15,5
Inglaterra	7,0	6,8 - 7,3	7,1	6,7 - 7,4
Italia	8,6	8,1 - 9,2	10,1	8,8 - 11,7
Suecia	8,8	7,4 - 10,5	9,6	7,3 - 12,5
Suiza	10,3	8,6 - 12,2	10,5	7,7 - 14,3
Europa	8,9	8,5 - 9,3	9,9	9,1 - 10,6

* Supervivencia relativa sin estandarizar por edad. ** Elaboración propia.

Cáncer de pulmón. Supervivencia relativa (%) en los primeros cinco años desde el diagnóstico. Navarra 1990-94

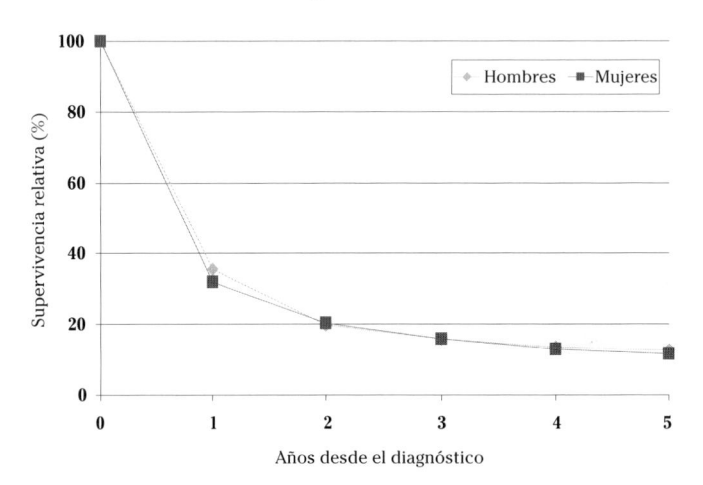

MELANOMA DE PIEL (172)

Los melanomas se localizan fundamentalmente en la piel pero también en la coroides del ojo, en el intestino y en el tracto genital. En este capítulo sólo se incluyen los melanomas de piel; los melanomas de otras partes son incluidos en el análisis del órgano donde asientan.

La mortalidad por melanoma representa el 1% de la mortalidad por cáncer en los hombres y el 2% en las mujeres de Navarra. Es uno de los pocos tipos de cáncer donde las tasas de incidencia de las mujeres igualan o superan las tasas de los varones. Navarra presenta tasas de incidencia y mortalidad por melanoma de piel más bajas que la tasa media observada en la Unión Europea; son los países del sur de Europa (Portugal, Grecia y España) los que presentan las tasas más bajas. Es clásica ya la observación del gradiente norte-sur que presenta esta neoplasia en Europa a diferencia de lo observado en el resto del mundo. La influencia del tipo y la falta de pigmentación cutánea podría explicar la mayor presentación de este tumor en el norte de Europa[51].

Los datos de Navarra parecen indicar un incremento de la frecuencia de este tumor, aunque la inestabilidad de las tasas no permite ser concluyente. En España, la mortalidad se incrementó un 28 y 59% en los hombres y mujeres en el año 1997 versus 1987[6]. La incidencia ha aumentado igualmente en otros países de Europa y en otras comunidades autónomas[14-15].

Los principales factores de riesgo asociados al melanoma cutáneo son la exposición intermitente e intensa a las radiaciones ultravioletas, principalmente durante la infancia, el tipo de piel (grado de pigmentación melánica) y su reacción a la exposición solar.

Incidencia y mortalidad por melanoma en Navarra. Periodo 1980-94

Tasas medias anuales por 100.000 habitantes ajustadas a la población mundial y número de casos del quinquenio. Porcentaje de cambio entre 1990-94 respecto a 1980-84.

	Incidencia				Mortalidad			
	1980-84	1985-89	1990-94	% cambio	1980-84	1985-89	1990-94	% cambio
Hombres								
Tasa Ajustada (M)	3,0	2,6	3,0	0,0	0,4	1,3	1,2	200
Nº de casos	(47)	(44)	(58)		(6)	(23)	(23)	
Mujeres								
Tasa Ajustada (M)	3,3	3,8	4,0	21,2	0,6	0,6	0,6	0,0
Nº de casos	(55)	(70)	(79)		(11)	(9)	(15)	

* Tasa Ajustada (M): Tasa Ajustada a la población mundial.

Supervivencia

Los datos de supervivencia se refieren a 238 pacientes diagnosticados de melanoma de piel en Navarra durante el periodo 1985-94 y seguidos hasta finales del año 1999. Representan el 100% de los pacientes adultos registrados con este cáncer en el registro de cáncer de Navarra.

Para los varones diagnosticados en el periodo 1990-94, la supervivencia relativa al primer año fue de 91,9% y de 73,2% a los cinco años; las tasas de supervivencia correspondientes a las mujeres fueron de 100 y 84,5%. La supervivencia fue considerablemente más baja entre los varones aunque los datos parecen indicar una mejora entre el periodo 1990-94 respecto a los pacientes diagnosticados en el quinquenio anterior. La mayor supervivencia de las mujeres coincide con lo observado en otros países. También mejoras de supervivencia más significativas entre los varones han sido descritas en Inglaterra y Gales[17]. Se observan tasas de supervivencia más altas entre los grupos de edad más jóvenes, que caen bruscamente entre los mayores de 75 años.

A nivel internacional, los datos de EUROCARE muestran bastante variabilidad en la supervivencia a los 5 años. Se ha visto que, en general, los países con mayores tasas de incidencia presentan también supervivencias más altas. Entre los diagnosticados entre 1990-94, la supervivencia relativa media fue de 75% en los hombres y 85% en las mujeres, muy similar a la de Navarra.

El programa SEER en los Estados Unidos sitúa la supervivencia para los pacientes con melanoma de piel en cifras de 85% en hombres y 91% entre las mujeres diagnosticadas en el periodo 1986-90. Los datos procedentes de ese país han mostrado un cambio importante de la supervivencia de los pacientes con melanoma, que ha pasado de cifras en torno a 50% en la década de lo 50 a cifras en torno a 90% en la década de los 90[32].

Navarra. Melanoma de piel. Supervivencia observada y relativa (%) por grupos de edad.
(Número de casos entre paréntesis).

Periodo: 1985-89

	15-44		45-54		55-64		65-74		75-99		TOTAL	
	Obs.	Rel.	Obs.	Rel.	Obs.	Rel.	Obs.	Rel.	Obs.	Rel.	Obs.	Rel.
Hombres	(10)		(5)		(7)		(13)		(4)		(39)	
1 año	70,0	70,1	60,0	60,3	85,7	86,5	92,3	95,4	75,0	82,7	79,4	81,4
3 año	30,0	30,1	60,0	60,9	57,1	59,0	84,6	93,8	50,0	67,4	58,9	63,3
5 año	20,0	20,1	60,0	61,7	57,1	60,5	69,2	83,4	50,0	85,1	51,2	57,9
Mujeres	(21)		(6)		(17)		(9)		(13)		(66)	
1 año	95,2	95,2	100,0	100,0	100,0	100,0	100,0	100,0	84,6	89,7	95,4	96,9
3 año	90,4	90,6	83,3	83,8	94,1	95,4	88,8	93,8	69,2	83,8	86,3	90,5
5 año	90,4	90,7	83,3	84,3	94,1	96,4	77,7	86,2	38,4	54,1	78,7	85,5
Total	(31)		(11)		(24)		(22)		(17)		(105)	
1 año	87,1	87,2	81,8	82,1	95,8	96,4	95,5	98,0	82,4	88,2	89,5	91,2
3 año	71,0	71,2	72,7	73,5	83,3	85,0	86,4	93,9	64,7	80,3	76,2	80,6
5 año	67,7	68,1	72,7	74,2	83,3	86,2	72,7	84,7	41,2	60,4	68,6	75,6

Periodo: 1990-94

	15-44		45-54		55-64		65-74		75-99		TOTAL	
	Obs.	Rel.	Obs.	Rel.	Obs.	Rel.	Obs.	Rel.	Obs.	Rel.	Obs.	Rel.
Hombres	(10)		(9)		(15)		(7)		(15)		(56)	
1 año	100,0	100,0	88,8	89,2	93,3	94,3	100,0	100,0	73,3	79,6	89,2	91,9
3 año	70,0	70,3	55,5	56,1	86,6	89,9	85,7	93,4	53,3	70,3	69,6	76,3
5 año	70,0	70,6	55,5	56,7	73,3	78,4	85,7	99,9	40,0	66,4	62,5	73,2
Mujeres	(18)		(14)		(11)		(17)		(16)		(76)	
1 año	100,0	100,0	100,0	100,0	100,0	100,0	100,0	100,0	87,5	98,2	97,3	100,0
3 año	77,7	77,9	85,7	86,1	90,9	92,0	82,3	85,7	43,7	64,6	75,0	81,5
5 año	77,7	78,0	78,5	79,3	90,9	92,9	82,3	88,9	43,7	88,0	73,6	84,5
Total	(28)		(23)		(26)		(24)		(31)		(132)	
1 año	100,0	100,0	95,7	95,9	96,2	96,9	100,0	100,0	80,6	89,1	93,9	96,6
3 año	75,0	75,2	73,9	74,5	88,5	90,8	83,3	88,0	48,4	67,6	72,7	79,3
5 año	75,0	75,4	69,6	70,5	80,8	84,7	83,3	91,9	41,9	76,3	68,9	79,3

Europa 1985-89. Melanoma de piel. Supervivencia relativa (%) estandarizada por edad.
(Fuente: EUROCARE 2-Study)

	HOMBRES		MUJERES	
	5 año	IC del 95%	5 año	IC del 95%
Navarra*	57,9	42,4 - 79,1	85,5	75,3 - 97,1
País Vasco*	62,8	48,3 - 76,9	85,7	77,8 - 92,2
Mallorca*	86,3	60,0 - 102,9	91,6	73,0 - 102,7
Tarragona*	70,7	54,4 - 85,1	78,8	63,6 - 90,8
Navarra**	56,3	37,5 - 75,2	84,6	74,2 - 95,0
España	70,4	62,6 - 79,2	84,1	79,1 - 89,5
Dinamarca	71,8	68,8 - 75,1	83,4	81,2 - 85,6
Francia	70,9	61,5 - 81,6	81,1	75,2 - 87,5
Holanda	76,4	64,9 - 89,9	83,0	74,9 - 92,1
Inglaterra	69,6	67,6 - 71,7	82,9	81,7 - 84,2
Italia	54,5	50,1 - 59,2	78,3	74,9 - 81,8
Suecia	85,3	81,2 - 89,6	89,5	86,4 - 92,6
Suiza	83,0	76,9 - 89,6	93,7	88,8 - 98,8
Europa	68,2	65,7 - 70,9	81,4	79,6 - 83,2

* Supervivencia relativa sin estandarizar por edad. ** Elaboración propia.

Melanoma de piel. Supervivencia relativa (%) en los primeros cinco años desde el diagnóstico. Navarra 1990-94

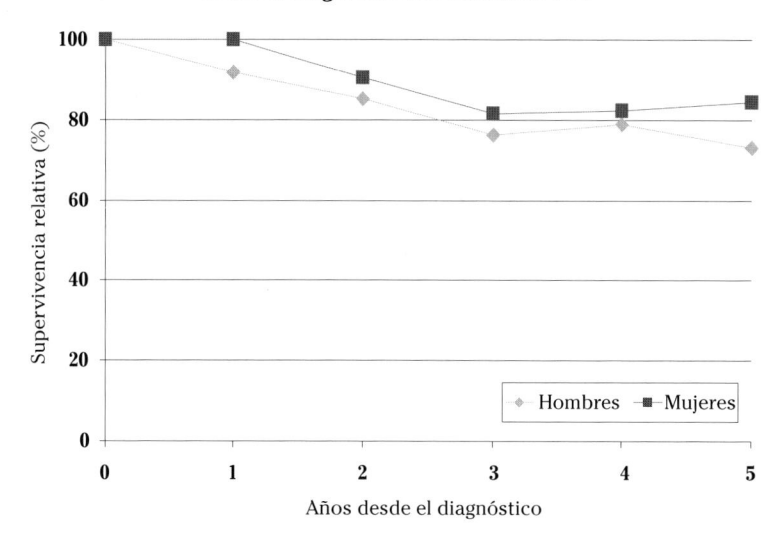

MAMA (174-175)

El cáncer de mama es la localización tumoral más frecuentemente diagnosticada entre las mujeres de Navarra y la que produce más muertes; representa el 36% de los cánceres diagnosticados y el 22% de las muertes por cáncer. Desde los años 90, los programas de screening poblacional están influyendo en las estadísticas de incidencia, mortalidad y supervivencia[65] y deben ser tenidos en cuenta al comparar los datos de diferentes países y periodos. En la tabla y gráfico se presentan los datos de incidencia y mortalidad hasta el año 1998 y 2000, respectivamente.

Incidencia y mortalidad por cáncer de mama en Navarra. Periodo 1980-94

Tasas medias anuales por 100.000 habitantes ajustadas a la población mundial y número de casos del quinquenio. Porcentaje de cambio entre 1990-94 respecto a 1980-84.

	Incidencia				% de cambio	
	1980-84	1985-89	1990-94	1995-8	1995-98 vs 1980-84	
Mujeres						
Tasa Ajustada (M)	42,2	48,4	67,7	62,7	48,6	
Nº de casos	(738)	(900)	(1307)	(1018)		
	Mortalidad				% de cambio	
	1980-84	1985-89	1990-94	1995-2000	1995-2000 vs 1980-84	1995-2000 vs 1985-89
Mujeres						
Tasa Ajustada (M)	16,2	17,8	17,3	15,3	-5,5	-14,0
Nº de casos	(312)	(367)	(407)	(473)		

* Tasa Ajustada (M): Tasa Ajustada a la población mundial.

Desde los años 80 se ha registrado un incremento importante de la incidencia de cáncer de mama en Navarra, que se acentuó temporalmente con la implantación del cribado mamográfico a las mujeres de 45-65 años desde el año 1990. Respecto a los datos de mortalidad los datos parecen indicar que hasta el año 1994 la mortalidad estaba aumentado y que a partir de ese año ha comenzado a descender. En Navarra, el descenso de las tasas de mortalidad en el período 1995-2000 fue de 5,5% tomando como referencia el periodo 1980-84 y de 14% si se toma el quinquenio 1985-89, el punto más alto de la linea de tendencia.

La tasa de mortalidad por cáncer de mama de Navarra es similar a la tasa de España (17 por 100.000 en el año 1996) y se encuentra por debajo de la media observada en la Unión Europea en el mismo periodo, 20,8 por 100.000. España ocupa el penúltimo lugar en cuanto a mortalidad por cáncer de mama y el último en incidencia en la Unión Europea por detrás de Grecia, según datos de 1996[15]. Los países más industrializados de Europa (Dinamarca, Reino Unido o Bélgica) y los Estados Unidos presentan tasas, tanto de incidencia como de mortalidad, más altas que las observadas en Navarra, aunque los incrementos entre 1980 y 1998 descritos en

Navarra y otras comunidades autónomas nos aproximan cada vez más a la incidencia de los países de nuestro entorno[14-15].

Los datos de España muestran un descenso de la mortalidad de 2,2% en el año 1998 respecto a 1988[4]. En Cataluña se ha observado un descenso de las tasas de mortalidad a partir de 1992. Hasta ese año la curva de la mortalidad era al igual que en Navarra ascendente[66]. Los datos globales de los 15 países de la Unión Europea muestran que la mortalidad por cáncer de mama presentó una tendencia ascendente hasta el periodo 1985-89 para comenzar a descender en los años siguientes. Tanto en los Estados Unidos como en el Reino Unido la mortalidad por cáncer de mama ha disminuido entre 1987 y 1997; en ambos países los descensos de la mortalidad han sido más acusados en los grupos de edad de 20-49 años y 50-69 que en las mujeres de 70-79 años[67].

En países como los Estados Unidos se ha observado un aumento acelerado de la incidencia de este cáncer sin que haya estado acompañado del correspondiente cambio en la mortalidad, pero coincidiendo con un fuerte incremento del uso del cribado mamográfico y del diagnóstico de cánceres de estadios poco avanzados. La influencia del cribado y los avances en el tratamiento del cáncer de mama producidos en los últimos años, por el uso de la terapia hormonal y la poliquimioterapia, junto a otros factores como la mayor accesibilidad a los servicios sanitarios, pueden estar detrás de los descensos de la mortalidad observados en diferentes países[67-68].

Tendencias de las tasas de incidencia y mortalidad ajustadas a la población mundial. Navarra. Cáncer de mama. Navarra

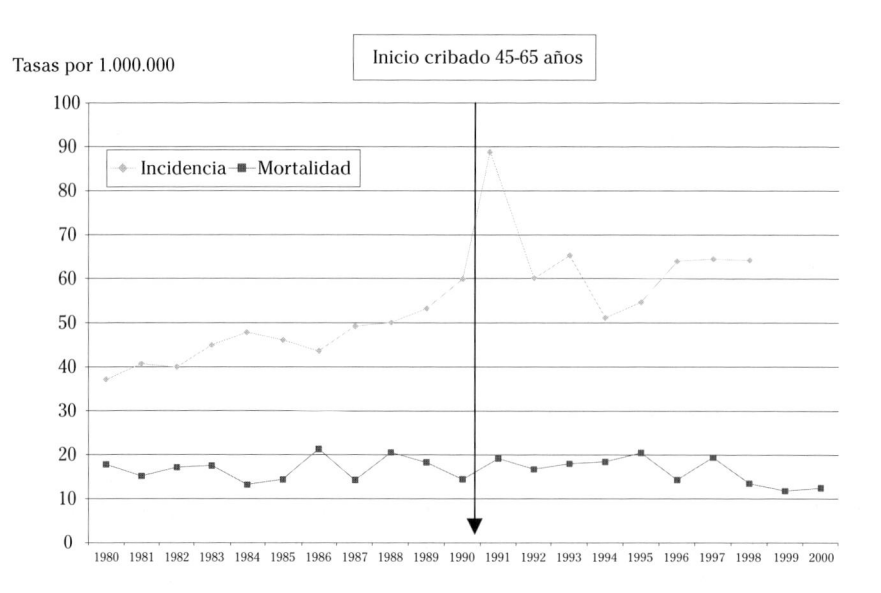

Supervivencia

En el estudio de la supervivencia se han incluido un total de 2.066 casos que supone un 96,3 % de los pacientes registrados, excluyéndose el resto por ser conocidos sólo por el certificado de defunción. Todos los pacientes, excepto 16, eran mujeres. Aunque se presentan los datos de supervivencia correspondientes a los varones, los comentarios que siguen se refieren al cáncer de mama en mujeres.

La interpretación y comparación de los datos de supervivencia de cáncer de mama de Navarra presentan la complejidad derivada de la implantación desde el año 1990 de un programa poblacional de screening de cáncer de mama en las mujeres de 45-65 años y que ha alcanzado coberturas próximas al 90% durante todo el periodo. La inclusión de lesiones pequeñas o clínicamente silentes identificadas mediante screening y actividades de diagnóstico preclínico puede aumentar la supervivencia en los pacientes de un área comparada con otras áreas donde estas actividades están menos extendidas[23]. En el caso de Navarra se ha podido producir un fenómeno de estas características en el quinquenio 1990-94 respecto al periodo 1985-89 en el grupo de población cubierto por el programa.

La supervivencia relativa a los 5 años de las mujeres diagnosticadas de cáncer de mama entre 1990-94 fue del 81,5% en Navarra; las tasas de supervivencia relativa son muy similares entre los 15-74 años, mientras que bajan en el grupo de 75 años y más. Este patrón es muy similar al encontrado por EUROCARE entre las pacientes europeas diagnosticadas entre 1990-94 (supervivencia a los 5 años de 78% en el grupo de 15-44 años, 81% en el grupo de 45-54, 78% entre 55-64, 76% en las pacientes de 65-74 años y 68% en las mayores de 75 años).

Las estadísticas de las diferentes ediciones de EUROCARE muestran una gran variabilidad geográfica en la supervivencia de las pacientes con este tipo de cáncer pero con un patrón que se repite. Entre los países con alta supervivencia (80% o mayor a los 5 años) se encuentran Finlandia, Suecia, Francia, Holanda, Italia y España; países con supervivencias intermedias son Islandia o Suiza y entre los de baja supervivencia se encuentran Inglaterra, Escocia o los países del este.

En cuanto a las tendencias recientes, en Navarra, la supervivencia relativa a los 5 años de las mujeres diagnosticadas de cáncer de mama entre 1990-94 fue de 81,4% y 71,2% en las diagnosticadas en el quinquenio anterior. Cuando examinamos los cambios en la supervivencia por grupos de edad, se observa que los aumentos de la supervivencia son mínimos en los grupos de población no afectados por el screening (15-44 y 75-99 años), mientras que la supervivencia ha aumentado en las pacientes de edades comprendidas entre 45 y 74 años, que fueron las que en mayor o menor medida se beneficiaron del programa de screening (ver figura adjunta).

La siguiente cuestión es cómo interpretar las mejoras en la supervivencia cuando se ha puesto en marcha un programa de detección precoz. Es bien conocida en la teoría del screening de cáncer de mama que las mejoras en la supervivencia no deben ser considerados como sustitutos de la reducción de las tasas de mortalidad en la población. Los sesgos de "lenghth and lead time" son posibles explicaciones para un aparente beneficio que no necesariamente influirá en las tasas de mortalidad[25]. Es por ello que algunos autores señalan que los datos de supervivencia relativa no pueden ser utilizados para realizar comparaciones temporales o geográficas de la calidad de los tratamientos de cáncer de mama. Alternativamente, los datos de mortalidad de cáncer, que dependen únicamente de las estadísticas oficiales de mortalidad, no presentarian los sesgos de los datos de incidencia[67].

Los ensayos clínicos randomizados se consideran, todavía, la mejor manera para evaluar la eficacia del screening y evitar conclusiones equivocadas en base a los datos de supervivencia. Como ocurre en otros países de nuestro entorno, es difícil interpretar las mejoras en la supervivencia: los nuevos tratamientos, el diagnostico precoz (*early diagnosis*) y los cambios en los métodos diagnósticos que se están produciendo son una explicación para las mejoras en la supervivencia. Todas estas interrelaciones hacen bastante complejo el tema de la evaluación del screening como lo evidencian las polémicas surgidas en los últimos años en algunos países europeos. Autores como Blanks que han analizado los datos del Reino Unido apuntan a que los descensos en la mortalidad observados en el periodo 1990-99 en aquel país no pueden ser atribuidos en exclusiva a los nuevos tratamientos o a los cambios en el estadio en el que se diagnostican los casos[48].

Navarra. Cáncer de mama. Supervivencia observada y relativa (%) por grupos de edad.
(Número de casos entre paréntesis).

Periodo: 1985-89

	15-44		45-54		55-64		65-74		75-99		TOTAL	
	Obs.	Rel.	Obs.	Rel.	Obs.	Rel.	Obs.	Rel.	Obs.	Rel.	Obs.	Rel.
Hombres	(-)		(1)		(2)		(1)		(3)		(7)	
1 año	-	-	100,0	100,0	50,0	50,5	100,0	100,0	33,3	36,3	57,1	59,7
3 año	-	-	100,0	100,0	50,0	51,6	100,0	100,0	33,3	43,7	57,1	65,6
5 año	-	-	100,0	100,0	50,0	53,3	100,0	100,0	-	-	42,8	54,9
Mujeres	(130)		(173)		(203)		(180)		(135)		(821)	
1 año	97,6	97,7	94,7	94,9	96,5	97,0	90,5	91,8	85,1	90,9	93,1	94,6
3 año	83,8	84,0	80,3	80,8	76,7	78,0	73,8	77,3	61,4	75,7	75,4	79,1
5 año	78,4	78,8	69,9	70,7	66,3	68,3	63,3	68,8	49,6	72,2	65,6	71,2
Totales	(130)		(174)		(205)		(181)		(138)		(828)	
1 año	97,7	97,8	94,8	95,0	96,1	96,6	90,6	91,9	84,1	89,8	92,9	94,3
3 año	83,8	84,1	80,5	81,0	76,5	77,8	74,0	77,5	60,9	75,1	75,3	79,1
5 año	78,5	78,8	70,1	70,9	66,2	68,2	63,5	69,1	48,5	70,9	65,4	71,2

Periodo: 1990-94

	15-44		45-54		55-64		65-74		75-99		TOTAL	
	Obs.	Rel.	Obs.	Rel.	Obs.	Rel.	Obs.	Rel.	Obs.	Rel.	Obs.	Rel.
Hombres	(1)		(1)		(2)		(1)		(4)		(9)	
1 año	100,0	100,0	100,0	100,0	100,0	100,0	100,0	100,0	75,0	81,7	88,8	92,9
3 año	-	-	-	-	100,0	100,0	100,0	100,0	25,0	33,6	44,4	51,3
5 año	-	-	-	-	100,0	100,0	100,0	100,0	25,0	43,6	44,4	58,6
Mujeres	(166)		(292)		(315)		(250)		(206)		(1229)	
1 año	98,7	98,8	98,6	98,8	98,4	98,8	95,2	96,2	81,5	86,9	95,0	96,4
3 año	88,5	88,7	91,0	91,6	87,3	88,4	83,2	86,3	60,1	74,2	82,9	86,8
5 año	80,1	80,5	84,4	85,2	83,5	85,6	75,9	81,4	46,2	67,0	75,5	81,5
Totales	(167)		(293)		(317)		(251)		(210)		(1238)	
1 año	98,8	98,9	98,6	98,8	98,4	98,8	95,2	96,3	81,4	86,9	95,0	96,4
3 año	88,0	88,2	90,8	91,3	87,4	88,6	83,3	86,4	59,5	73,5	72,8	86,6
5 año	79,0	79,4	84,6	85,5	83,9	86,0	76,1	81,6	46,2	67,2	75,4	81,4

Europa 1985-89. Cáncer de mama. Supervivencia relativa (%) estandarizada por edad.
(Fuente: EUROCARE 2-Study)

	HOMBRES		MUJERES	
	5 año	IC del 95%	5 año	IC del 95%
Navarra*	54,9	22,9 - 131,4	71,2	67,7 - 74,9
País Vasco*	84,7	49,5 - 116,0	69,7	67,1 - 72,3
Mallorca*	100,0	100,0 - 100,0	80,1	74,9 - 84,8
Tarragona*	88,6	50,2 - 112,9	68,6	65,0 - 72,1
Navarra**	-	-	71,1	67,3 - 75,0
España	84,7	70,5 - 101,9	70,4	68,8 - 72,1
Dinamarca	57,1	43,8 - 74,4	70,6	69,7 - 71,6
Francia	68,7	57,5 - 82,2	80,3	78,9 - 81,8
Holanda	-	-	74,4	71,9 - 77,0
Inglaterra	68,4	62,6 - 74,7	66,7	66,3 - 67,2
Italia	63,7	52,7 - 77,1	76,7	75,7 - 77,7
Suecia	72,1	58,2 - 89,2	80,6	79,0 - 82,2
Suiza	-	-	79,6	77,4 - 82,0
Europa	69,3	64,0 - 75,0	72,5	71,9 - 73,1

* Supervivencia relativa sin estandarizar por edad. ** Elaboración propia.

Cáncer de mama. Supervivencia relativa (%) en los primeros cinco años desde el diagnóstico. Navarra 1990-94

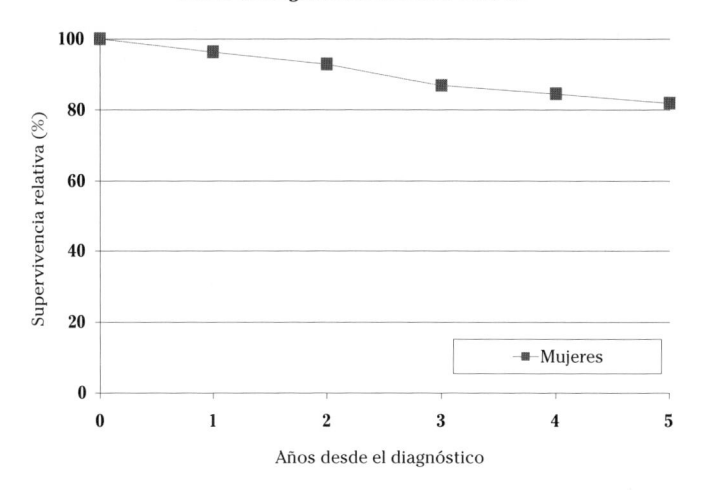

Cáncer de mama. Supervivencia relativa (%) a los 5 años por grupo edad. Navarra 1985-89 y 1990-94

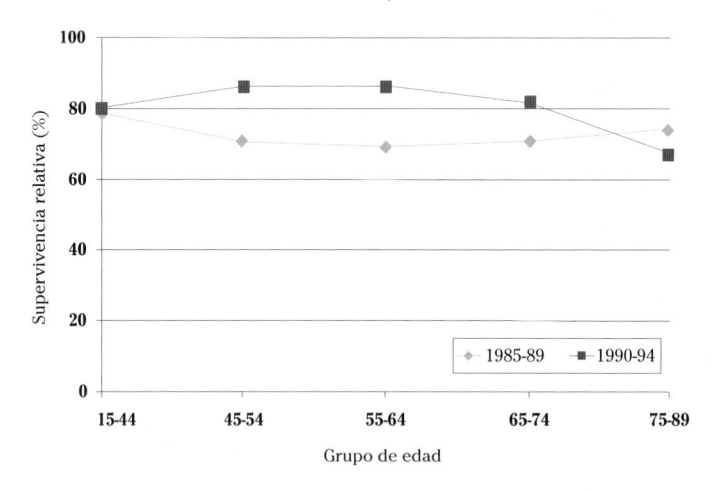

CÉRVIX (180) Y ÚTERO (179, 182)

Los cánceres de útero (cuerpo y cérvix) representan el 7,7% de los tumores diagnosticados entre las mujeres y el 4,5% de las muertes por cáncer. En la tabla adjunta se muestra la evolución de las tasas de incidencia y mortalidad desde los años 80. Considerando conjuntamente todos los tumores de útero, las tasas de mortalidad han descendido un 23% entre principios de los años 80 y primer quinquenio de los años 90 en Navarra, pasando de 4,4 a 3,3 muertes por 100.000. Un patrón similar se ha observado en la Unión Europea, donde entre 1988-96, las tasas ajustadas de mortalidad descendieron un 21% (de 6,3 a 5,0 por 100.000)[10]. Un estudio de tendencias que analiza la mortalidad por cáncer en España ha mostrado igualmente una importante reducción de las tasas de mortalidad por cáncer de útero, 44% entre 1955 y 1994[69].

El estudio desagregado de la evolución de la mortalidad por cáncer de cuerpo de útero y cérvix es problemático por el problema que plantean los tumores clasificados como "Tumor maligno de útero, parte no especificada" (CIE 179), que suponen aproximadamente el 44% de las muertes. Como se desprende de la tabla adjunta, las tasas de mortalidad por cáncer de cérvix han aumentado en Navarra y lo mismo se ha observado en otras comunidades autónomas. Varios trabajos atribuyen el aumento a cambios en la certificación, de manera que defunciones que se clasificaban como "Tumor maligno de útero, parte no especificada" actualmente se codifican en la categoría de cérvix.

En las estadísticas de incidencia el peso de los tumores "no especificados" es mucho menor que entre los datos de mortalidad lo que las hace más útiles para las comparaciones internacionales y para el estudio separado de la tendencia del cáncer de cuerpo y cérvix. La incidencia de cáncer de cérvix de Navarra se encuentra entre las más bajas de las publicadas por la Agencia Internacional del Cáncer (IARC) a nivel mundial. La tasa de Navarra, excluidos los tumores "in situ", de 4,4 por 100.000, es considerablemente más baja que la media de la Unión Europea (8,9 por 100.000). En el estado español, las tasas de Navarra, Zaragoza o País Vasco son más bajas que las observadas en Tarragona (9,5 por 100.000), o Murcia (7,2 por 100.000). En los últimos años no se han observado variaciones importantes en las tasas de incidencia para las formas invasivas aunque sí han aumentado las formas "in situ" (datos no presentados).

El principal factor de riesgo del cáncer de cuello de útero es la infección por ciertos tipos de virus del papiloma humano (VPH) transmitidos por vía sexual. En España, el incremento del riesgo de carcinoma invasivo de cuello de útero se relacionó con los siguientes factores: presencia de ADN de VPH en frotis cervicales, edad precoz en el primer embarazo, número elevado de compañeros sexuales, uso de anticonceptivos orales y bajo nivel cultural[70].

La tasa de incidencia tumores malignos de cuerpo de útero de Navarra, 11 por 100.000, es muy similar a la media observada en la Unión Europea,11,8 por 100.000, y ha permanecido estable en el periodo 1980-1994. Los tumores de esta localización son los más frecuentes en las mujeres tras el cáncer de mama, colorrectal y estómago, representando en el periodo 1990-94, el 5,6% de todos los casos incidentes.

Incidencia y mortalidad por cáncer de cérvix uterino, cuerpo de útero y útero no especifico en Navarra. Periodo 1980-94

Tasas medias anuales por 100.000 habitantes ajustadas a la población mundial y número de casos del quinquenio. Porcentaje de cambio entre 1990-94 respecto a 1980-84.

Mujeres	Incidencia				Mortalidad			
	1980-84	1985-89	1990-94	% cambio	1980-84	1985-89	1990-94	% cambio
Cervix uterino								
Tasa Ajustada (M)	4,1	4,6	4,4	7,3	0,5	1,0	0,9	
Nº de casos	(66)	(78)	(83)		(11)	(19)	(20)	
Cuerpo útero								
Tasa Ajustada (M)	11,4	11,0	11,4	0,0	0,8	1,1	1,3	
Nº de casos	(213)	(215)	(241)		(17)	(28)	(38)	
Utero NOS								
Tasa Ajustada (M)	0,8	0,9	0,5	-37,5	3,0	2,6	1,5	
Nº de casos	(20)	(25)	(16)		(67)	(69)	(46)	
Utero	16,3	16,5	16,3	0,0	4,3	4,7	3,3	-23,2
	(299)	(318)	(340)		(95)	(116)	(104)	

* Tasa Ajustada (M): Tasa Ajustada a la población mundial.

Supervivencia de las pacientes con cáncer de cérvix

En el análisis de supervivencia se incluyeron 153 mujeres diagnosticadas en los periodos 1985-89 y 1990-94 y seguidas hasta finales de 1999, que representan el 98,1% del total de mujeres registradas con este cáncer.

La supervivencia relativa de las mujeres diagnosticadas de cáncer de cérvix en el periodo 1990-94 fue de 86,4% en el primer año y 75,3% a los 5 años. Esta supervivencia fue más alta que la descrita para las mujeres diagnosticadas en el quinquenio anterior (83,7% al primer año y 63,9% a los 5 años). La supervivencia disminuye con la edad avanzada al diagnóstico en las pacientes de Navarra y lo mismo ha sido descrito en otros países. Cuando se comparan los datos de Navarra a nivel europeo, encontramos que Navarra se encuentra en torno a la media de los países participantes en EUROCARE en el periodo 1985-89.

Se ha observado un incremento de la supervivencia en los países del norte y oeste de Europa en el periodo 1983-1994 a pesar de que con la implantación de programas de screening con Pap los casos incluidos en los estudios de supervivencia en los últimos años pueden ser en mayor porcentaje cánceres más agresivos en los que el screening ha fallado, afirman los autores de EUROCARE III.

Supervivencia de las pacientes con cáncer de cuerpo de útero

En el análisis de supervivencia se incluyeron 426 mujeres diagnosticadas en los periodos 1985-89 y 1990-94 y seguidas hasta finales de 1999, que representan el 98,8% del total.

Para las mujeres diagnosticadas de cáncer de cuerpo de útero en Navarra durante el periodo 1990-94, la supervivencia al primer año fue de 90% y de un 73% a los 5 años. En el quinquenio anterior fue, como se observa en la tabla, muy similar. Para el periodo 1990-94, la supervivencia a los 5 años encontrada por EUROCARE fue de 73%, oscilando entre cifras en torno a 80% en Austria, Alemania, Holanda o Suecia y en torno a 60% en Polonia o Estonia. La supervivencia estimada para España, a través de los registros españoles, se encuentra en torno a la media europea, 74%. Entre 1983 y 1994, la supervivencia se incrementó un 7% en Europa. Los estudios realizados en los Estados Unidos también han mostrado un incremento de las tasas de supervivencia[32].

Navarra. Cáncer de cérvix. Supervivencia observada y relativa (%) por grupos de edad.
(Número de casos entre paréntesis).

	____15-44____		____45-54____		Periodo: 1985-89 ____55-64____		____65-74____		____75-99____		____TOTAL____	
	Obs.	Rel.	Obs.	Rel.	Obs.	Rel.	Obs.	Rel.	Obs.	Rel.	Obs.	Rel.
Mujeres	(21)		(14)		(22)		(13)		(6)		(76)	
1 año	90,4	90,5	92,8	93,0	90,9	91,3	61,5	62,2	50,0	54,4	82,8	83,7
3 año	90,4	90,6	71,4	71,9	68,1	69,3	30,7	31,9	33,3	44,1	65,7	67,9
5 año	85,7	86,0	64,2	65,1	68,1	70,2	23,0	24,7	16,6	27,3	60,5	63,9

	____15-44____		____45-54____		Periodo: 1990-94 ____55-64____		____65-74____		____75-99____		____TOTAL____	
	Obs.	Rel.	Obs.	Rel.	Obs.	Rel.	Obs.	Rel.	Obs.	Rel.	Obs.	Rel.
Mujeres	(25)		(9)		(14)		(21)		(8)		(77)	
1 año	92,0	92,0	88,8	89,0	92,8	93,2	76,1	77,1	75,0	78,2	85,7	86,4
3 año	80,0	80,1	88,8	89,3	78,5	79,6	66,6	69,5	50,0	57,7	74,0	76,2
5 año	80,0	80,3	88,8	89,8	71,4	73,1	61,9	66,9	50,0	65,8	71,4	75,3

Europa 1985-89. Cáncer de cervix. Supervivencia relativa (%) estandarizada por edad.
(Fuente: EUROCARE 2-Study)

	MUJERES	
	5 año	IC del 95%
Navarra*	63,9	53,1 - 76,9
País Vasco*	62,3	54,9 - 69,3
Mallorca*	63,5	53,3 - 72,8
Tarragona*	63,7	54,8 - 72,2
Navarra**	62,9	52,5 - 73,4
España	61,8	58,0 - 66,0
Dinamarca	64,2	62,4 - 66,0
Francia	64,1	60,4 -68,0
Holanda	67,8	60,5 - 76,0
Inglaterra	62,6	61,6 - 63,6
Italia	64,0	61,3 - 66,8
Suecia	68,0	63,4 - 72,9
Suiza	67,2	60,2 - 75,1
Europa	61,8	60,4 - 63,1

* Supervivencia relativa sin estandarizar por edad. ** Elaboración propia.

Navarra. Cáncer de cuerpo de útero. Supervivencia observada y relativa (%) por grupos de edad.
(Número de casos entre paréntesis).

Periodo: 1985-89

	15-44		45-54		55-64		65-74		75-99		TOTAL	
	Obs.	Rel.	Obs.	Rel.	Obs.	Rel.	Obs.	Rel.	Obs.	Rel.	Obs.	Rel.
Mujeres	(10)		(30)		(85)		(54)		(24)		(203)	
1 año	100,0	100,0	96,6	96,8	90,5	91,0	81,4	82,6	83,3	88,2	88,6	89,8
3 año	100,0	100,0	90,0	90,5	76,4	77,7	64,8	67,9	62,5	75,4	74,8	78,0
5 año	100,0	100,0	90,0	91,0	75,2	77,4	61,1	66,7	45,8	64,7	71,4	76,8

Periodo: 1990-94

	15-44		45-54		55-64		65-74		75-99		TOTAL	
	Obs.	Rel.	Obs.	Rel.	Obs.	Rel.	Obs.	Rel.	Obs.	Rel.	Obs.	Rel.
Mujeres	(14)		(34)		(70)		(58)		(47)		(223)	
1 año	100,0	100,0	100,0	100,0	91,4	91,8	87,9	88,9	76,5	80,4	89,2	90,5
3 año	100,0	100,0	85,2	85,8	75,7	76,7	70,6	73,6	46,8	55,3	71,3	74,9
5 año	100,0	100,0	85,2	86,2	73,2	76,0	60,3	65,1	42,5	57,7	67,2	73,4

Europa 1985-89. Cáncer de cuerpo de útero. Supervivencia relativa (%) estandarizada por edad.
(Fuente: EUROCARE 2-Study)

	MUJERES	
	5 año	IC del 95%
Navarra*	76,8	70,3 - 83,9
País Vasco*	79,2	74,0 - 83,9
Mallorca*	76,2	65,4 - 85,4
Tarragona*	75,1	68,2 - 81,2
Navarra	75,0	67,2 - 82,7
España	73,0	69,7 - 76,4
Dinamarca	75,6	73,7 - 77,4
Francia	74,7	70,8 - 78,7
Holanda	83,7	77,9 - 90,0
Inglaterra	72,9	71,8 - 74,0
Italia	72,9	70,8 - 75,0
Suecia	82,2	78,7 - 85,9
Suiza	76,6	72,1 - 81,4
Europa	73,2	71,9 - 74,6

* Supervivencia relativa sin estandarizar por edad

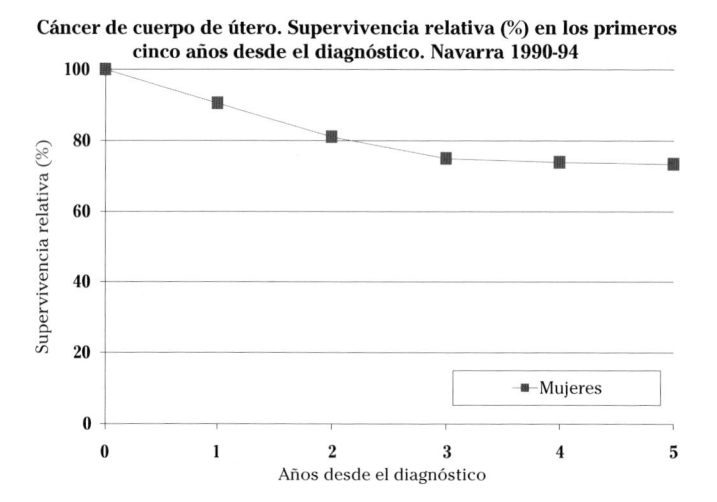

Cáncer de cuerpo de útero. Supervivencia relativa (%) en los primeros cinco años desde el diagnóstico. Navarra 1990-94

OVARIO (183)

El cáncer de ovario es el quinto más frecuente entre las mujeres de Navarra, con aproximadamente 31 nuevos casos cada año (3,7% del total). Las tasas de incidencia y mortalidad de Navarra en la década de los 90 (8,0 y 3,6 por 100.000) se encuentran por debajo de la media estimada en la Unión Europea (10,1 y 6,1 por 100.000, respectivamente)[14-15]. Hasta finales de los años 90 los datos de incidencia y mortalidad de Navarra indicaban un aumento de la incidencia y mortalidad que parece haberse estabilizado en el quinquenio 1990-94 (ver tabla) y en los años siguientes[2].

Los datos globales de mortalidad de los 15 países de la Unión Europea muestran un crecimiento de las tasas de mortalidad entre 1955-75 para estabilizarse en los 20 años siguientes [9-10]. Los datos de los Estados Unidos indican un descenso de las tasas de mortalidad desde mediados de los 70[7]. Un estudio publicado recientemente sobre la incidencia de cáncer de ovario de Navarra concluye que los datos parecen indicar que la estabilización de la incidencia de Navarra y también la de otros países del sur de Europa fue posterior, con un lapso aproximado de 10 años, en relación a los países del norte[71]. También los datos de Cataluña muestran un incremento de la mortalidad entre 1975 y 1995 y un descenso a partir de ese año[66].

Incidencia y mortalidad por cáncer de ovario en Navarra. Periodo 1980-94

Tasas medias anuales por 100.000 habitantes ajustadas a la población mundial y número de casos del quinquenio. Porcentaje de cambio entre 1990-94 respecto a 1980-84.

	Incidencia				Mortalidad			
	1980-84	1985-89	1990-94	% cambio	1980-84	1985-89	1990-94	% cambio
Mujeres								
Tasa Ajustada (M)	6,8	8,5	8,0	17,6	2,5	4,0	3,6	44,0
Nº de casos	(123)	(160)	(156)		(49)	(84)	(82)	

* Tasa Ajustada (M): Tasa Ajustada a la población mundial.

Supervivencia

En el análisis de supervivencia se incluyeron 292 mujeres diagnosticadas en los periodos 1985-89 y 1990-94 y seguidas hasta finales de 1999, que representan el 95,4% del total.

La supervivencia relativa de las mujeres diagnosticadas de cáncer de ovario en el periodo 1990-94 fue del 74% en el primer año y del 50% a los 5 años. Esta supervivencia fue más alta que la descrita para las mujeres diagnosticadas en el quinquenio anterior (68% al primer año y 37% a los 5 años) y además como se muestra en la tabla los incrementos se ha observado en todos los grupos de edad.

Se ha observado una gran variabilidad en la supervivencia del cáncer de ovario en los países participantes en EUROCARE entre las pacientes diagnosticadas durante el periodo 1990-94. La media de supervivencia ajustada a los 5 años fue de 32% con un rango entre 25%-46% según los países. La supervivencia en las pacientes diagnosticadas en el programa SEER en los Estados Unidos en las mujeres diagnosticadas en los primeros años 90 fue de 53%[32].

El aumento de la supervivencia observado en Navarra ha sido descrito igualmente por EUROCARE en otros países europeos y se ha relacionado con la introducción de tratamientos de quimioterapia más eficaces[72.] Además parece que las diferencias en la supervivencia entre los países europeos se están estrechando y reduciendo debido a la generalización de los tratamientos[72].

Navarra. Cáncer de ovario. Supervivencia observada y relativa (%) por grupos de edad.
(Número de casos entre paréntesis).

Periodo: 1985-89

	15-44		45-54		55-64		65-74		75-99		TOTAL	
	Obs.	Rel.	Obs.	Rel.	Obs.	Rel.	Obs.	Rel.	Obs.	Rel.	Obs.	Rel.
Mujeres	(25)		(28)		(35)		(40)		(23)		(151)	
1 año	96,0	96,0	75,0	75,1	68,5	68,9	60,0	60,8	34,7	36,8	66,8	67,8
3 año	88,0	88,1	42,8	43,1	37,1	37,7	32,5	33,9	21,7	26,4	43,0	45,0
5 año	88,0	80,2	42,8	43,3	22,8	23,5	25,0	27,1	8,6	12,3	34,4	37,2

Periodo: 1990-94

	15-44		45-54		55-64		65-74		75-99		TOTAL	
	Obs.	Rel.	Obs.	Rel.	Obs.	Rel.	Obs.	Rel.	Obs.	Rel.	Obs.	Rel.
Mujeres	(25)		(25)		(35)		(34)		(22)		(141)	
1 año	92,0	92,0	80,0	80,1	77,1	77,4	73,5	74,4	40,9	43,4	73,7	74,7
3 año	92,0	92,1	64,0	64,3	48,5	49,2	35,2	36,7	31,8	38,9	53,1	55,5
5 año	92,0	92,3	78,0	48,4	37,1	38,0	32,3	34,9	31,8	46,0	46,8	50,5

Europa 1985-89. Cáncer de ovario. Supervivencia relativa (%) estandarizada por edad.
(Fuente: EUROCARE 2-Study)

MUJERES		
	5 año	IC del 95%
Navarra*	37,2	29,7 - 46,6
País Vasco*	51,7	45,1 - 58,4
Mallorca*	63,6	49,2 - 76,7
Tarragona*	43,5	34,9 - 52,8
Navarra**	32,3	25,1 - 39,4
España	40,6	36,9 - 44,8
Dinamarca	30,8	29,1 - 32,5
Francia	37,0	33,2 - 41,4
Holanda	30,1	25,1 - 36,1
Inglaterra	30,6	29,7 - 31,4
Italia	31,2	29,0 - 33,5
Suecia	44,5	41,2 - 48,1
Suiza	40,1	35,3 - 45,7
Europa	32,9	31,7 - 34,1

* Supervivencia relativa sin estandarizar por edad. ** Elaboración propia.

Cáncer de ovario. Supervivencia relativa (%) en los primeros cinco años desde el diagnóstico. Navarra 1990-94

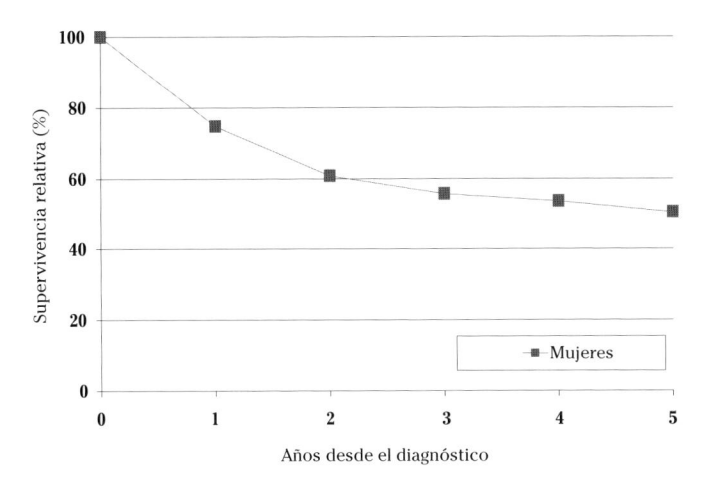

VAGINA Y VULVA (184)

El cáncer de vagina y vulva es poco frecuente. Se diagnostican en torno a 10 nuevos casos al año en Navarra que representan aproximadamente el 1% de los cánceres entre las mujeres.

La incidencia y mortalidad ha disminuido en Navarra (ver tabla adjunta). También en otros países como Reino Unido se han descrito descensos en los últimos años[17].

Se conoce poco acerca de las causas del cáncer de vagina y vulva. El riesgo es más alto en mujeres que han tenido otro cáncer ano-genital, lo que sugiere que comparten factores de riesgo. La infección por el virus del papiloma humano parece jugar un papel importante, al igual que para el cáncer de cérvix. El consumo de tabaco se ha relacionado con un incremento del riesgo y no así el uso de anticonceptivos orales[17].

Incidencia y mortalidad por cáncer de vagina y vulva en Navarra. Periodo 1980-94

Tasas medias anuales por 100.000 habitantes ajustadas a la población mundial y número de casos del quinquenio. Porcentaje de cambio entre 1990-94 respecto a 1980-84.

	Incidencia				Mortalidad			
	1980-84	1985-89	1990-94	% cambio	1980-84	1985-89	1990-94	% cambio
Mujeres								
Tasa Ajustada (M)	2,5	1,8	1,7	-32,0	1,4	1,1	0,6	-57,1
Nº de casos	(63)	(50)	(47)		(35)	(34)	(20)	

* Tasa Ajustada (M): Tasa Ajustada a la población mundial.

Supervivencia

En el análisis de supervivencia se incluyeron 91 mujeres diagnosticadas en los periodos 1985-89 y 1990-94 y seguidas hasta finales de 1999, que representan el 91% de las pacientes diagnosticadas.

La supervivencia relativa de las mujeres diagnosticadas de cáncer de vagina y vulva en el periodo 1990-94 fue de 80% en el primer año y 69,4% a los 5 años. Esta supervivencia fue más alta que la descrita para las mujeres diagnosticadas en el quinquenio anterior (65,2% al primer año y 47,4% a los 5 años). En el mismo periodo, 1990-94, la supervivencia media a los 5 años en los países europeos participantes en EUROCARE fue de 55%, con aproximadamente un 30% de diferencia entre los países con supervivencias más extremas. Respecto al quinquenio anterior, 1985-89, se ha descrito un incremento de las tasas de supervivencia del 6%. La supervivencia a los 5 años fue de 66% en el Programa SEER en los Estados Unidos para las pacientes diagnosticadas en el segundo quinquenio de los 80[17].

Navarra. Cáncer de vagina y vulva. Supervivencia observada y relativa (%) por grupos de edad.
(Número de casos entre paréntesis).

Periodo: 1985-89

	15-44		45-54		55-64		65-74		75-99		TOTAL	
	Obs.	Rel.	Obs.	Rel.	Obs.	Rel.	Obs.	Rel.	Obs.	Rel.	Obs.	Rel.
Mujeres	(1)		(3)		(9)		(12)		(23)		(48)	
1 año	100,0	100,0	100,0	100,0	55,5	55,8	66,6	67,5	56,5	61,3	62,5	65,2
3 año	100,0	100,0	66,6	67,0	55,5	56,4	25,0	26,1	30,4	39,8	37,5	42,9
5 año	100,0	100,0	66,6	67,3	55,5	57,1	25,0	27,1	30,4	49,4	37,5	47,4

Periodo: 1990-94

	15-44		45-54		55-64		65-74		75-99		TOTAL	
	Obs.	Rel.	Obs.	Rel.	Obs.	Rel.	Obs.	Rel.	Obs.	Rel.	Obs.	Rel.
Mujeres	(-)		(2)		(8)		(11)		(22)		(43)	
1 año	-	-	100,0	100,0	100,0	100,0	90,9	91,8	59,0	63,7	76,7	80,0
3 año	-	-	50,0	50,3	87,5	88,9	72,7	75,2	50,0	63,4	62,7	71,3
5 año	-	-	50,0	50,6	87,5	90,0	63,6	67,6	40,9	62,2	55,8	69,4

Europa 1985-89. Cáncer de vagina y vulva. Supervivencia relativa (%) estandarizada por edad.
(Fuente: EUROCARE 2-Study)

	MUJERES	
	5 año	IC del 95%
Navarra*	47,4	32,6 - 68,9
País Vasco*	58,6	47,5 - 69,8
Mallorca*	67,3	45,3 - 88,9
Tarragona*	51,6	35,1 - 70,1
Navarra**	-	-
España	52,9	45,4 - 61,7
Dinamarca	58,3	52,9 - 64,3
Francia	43,2	34,0 - 54,9
Holanda	64,9	48,7 - 86,5
Inglaterra	53,9	51,4 - 56,5
Italia	48,4	42,9 - 54,6
Suecia	59,5	49,6 - 71,3
Suiza	43,2	28,9 - 64,6
Europa	49,5	46,3 - 52,9

* Supervivencia relativa sin estandarizar por edad. ** Elaboración propia.

Cáncer de vagina y vulva. Supervivencia relativa (%) en los primeros cinco años desde el diagnóstico. Navarra 1990-94

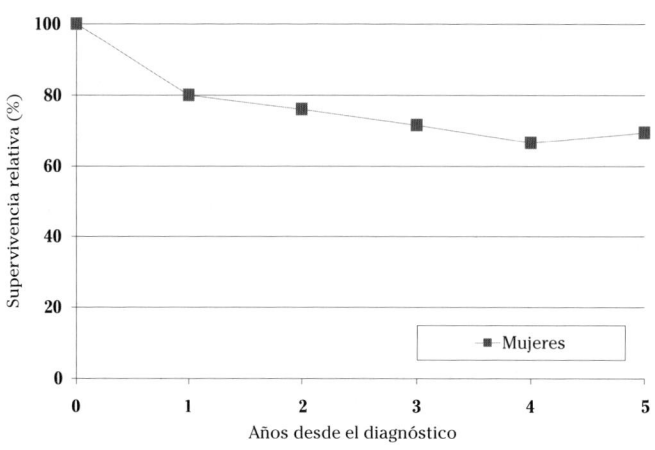

PRÓSTATA (185)

El cáncer de próstata fue el segundo cáncer más frecuentemente diagnosticado entre los hombres de Navarra en el primer quinquenio de los años 90 (después del cáncer de pulmón); 165 nuevos casos al año que representan el 13,7% de todos los cánceres en los hombres.

Los últimos datos de incidencia publicados por los registros de España muestran que las tasas más altas en el año 1988-92 se observaron en Navarra (27,2 casos por 100.000) y Mallorca, y las tasas más bajas en Murcia (19) y Asturias (18,1)[14]. Esta variabilidad todavía es mayor si examinamos los datos europeos o mundiales. Se ha observado tasas de incidencia por encima de 100 casos por 100.000 en muchos registros de los Estados Unidos frente a menos de 10 casos en algunas zonas del Asia. En la Unión Europea también se observa gran variabilidad en las tasas de incidencia, 63 casos por 100.000 en Suecia frente a 18 casos por 100.000 en Grecia[15-16]. Como se observa en la tabla siguiente es una localización tumoral que presenta un incremento significativo de las tasas en los últimos años, incremento que se mantiene, pues como recoge una publicación reciente en el año 1998 se había alcanzado en Navarra la tasa de 49,2 casos por 100.000[5].

La existencia de programas de screening y la exhaustividad de la notificación de los registros pueden afectar a los datos de incidencia de este cáncer. La incidencia de cáncer de próstata esta más afectada por la detección precoz que otros tipos de cáncer, debido a que se trata de un tumor de lento crecimiento con largo periodo de latencia, siendo además la prevalencia de tumores latentes, clínicamente asintomáticos alta (aproximadamente de un 50% entre los hombres de más de 70 años)[23,42,73]. Los estudios histológicos que se siguen a la resección transuretral de la hipoplasia benigna de próstata encuentran accidentalmente tumores localizados de próstata, a los que habría que añadir los detectados en los últimos años mediante el antígeno prostático específico (PSA). Los datos de incidencia publicados por la IARC no incluyen información del estadio clínico o grado histológico, combinándose en una única cifra los tumores procedentes del screening con los datos de cánceres diagnosticados tras la presentación de sintomatología clínica[42], lo que dificulta la comparación de las estadísticas de incidencia.

El aumento de la incidencia de cáncer de próstata producida en la década de los años 70 y 80 en los Estados Unidos se atribuye, al menos parcialmente, al aumento de resecciones de próstata y al hallazgo de cánceres silentes tras el análisis histológico de los tejidos. El brusco incremento producido en el mismo país a partir de 1986 se explicaría en gran medida por el uso masivo del test del PSA, que produjo incrementos de 100% entre 1986-1992, alcanzando el máximo en 1992. A partir de 1992 la incidencia de cáncer de próstata ha disminuido en aquel país[7,42].

En cuanto a los datos de mortalidad, la variabilidad entre los países europeos es menor que para las tasas de incidencia, oscilando las tasas ajustadas de mortalidad entre 9,5 y 21,1 por 100.000 en Grecia y Suecia, respectivamente. La tasa de Navarra es muy similar a la de España y se sitúa en torno a la media de la Unión Europea. A nivel mundial se ha observado gran variabilidad en la mortalidad, tasas por debajo de 5 en algunas zonas como Japón mientras que en la población negra de los Estados Unidos la tasa alcanza la cifra de 27 por 100.000[42].

Hasta 1994, las tasas de mortalidad por cáncer de próstata de Navarra presentaban una tendencia ascendente que parece haberse estabilizado en los últimos años (datos no publicados). También los datos de mortalidad de la Unión Europea muestran una estabilización de las tasas de mortalidad en el periodo 1988-1996[10] que se mantuvieron entre el 15,4 por 100.000 y el 15,6, muy similares a las observadas en Navarra. En los Estados Unidos se ha descrito un descenso de las tasas de mortalidad entre la población blanca desde principios de los 90[7].

Incidencia y mortalidad por cáncer de próstata en Navarra. Periodo 1980-94

Tasas medias anuales por 100.000 habitantes ajustadas a la población mundial y número de casos del quinquenio. Porcentaje de cambio entre 1990-94 respecto a 1980-84.

	Incidencia				Mortalidad			
	1980-84	1985-89	1990-94	% cambio	1980-84	1985-89	1990-94	% cambio
Hombres								
Tasa Ajustada (M)	23,3	28,3	32,0	37,3	11,3	14,4	15,3	35,4
Nº de casos	(457)	(622)	(819)		(227)	(336)	(420)	

* Tasa Ajustada (M): Tasa Ajustada a la población mundial.

A pesar de la importante morbilidad por cáncer de próstata a nivel mundial, la edad, etnia e historia familiar de cáncer de próstata son los únicos factores de riesgo establecidos. Se están estudiando la influencia de diferentes factores relacionados con los estilos de vida: consumo de grasas, actividad física, tabaquismo, etc. o también la existencia de factores protectores relacionados igualmente con la dieta[42].

Supervivencia

En el análisis de supervivencia se incluyeron 1.220 pacientes diagnosticados en los periodos 1985-89 y 1990-94 y seguidos hasta finales de 1999, que representan el 88% del total de pacientes. No se consideraron como elegibles los pacientes diagnosticados por la autopsia, un total de 27, ni los conocidos sólo por el certificado de defunción, un total de 138 personas.

La supervivencia relativa de los varones diagnosticados de cáncer de próstata en el periodo 1990-94 fue de 87,3% en el primer año y 64,0% a los 5 años. Los pacientes diagnosticados en el quinquenio anterior presentaron una supervivencia muy similar pero comparativamente más alta que la media estimada para España y los países participantes en EUROCARE II (ver tabla).

Se ha encontrado una gran variabilidad en la supervivencia de los pacientes con cáncer de próstata en Europa en los diferentes periodos analizados por EUROCARE. Para los pacientes diagnosticados en el primer quinquenio de los años 90, la tasa de supervivencia relativa a los 5 años osciló entre cifras en torno a 70-75% en países como Islandia, Finlandia o Alemania y cifras en torno a 35-40% en Portugal o Polonia. La tasa estimada a partir de los registros de España fue de 66,8%, muy similar a la observada en Navarra. La supervivencia está fuertemente relacionada con la edad, siendo particularmente baja entre los jóvenes de 15-44 años (58%) y en los pacientes de más de 75 años (53%) según los datos de EUROCARE.

Según los autores de EUROCARE es difícil discernir en las diferencias observadas dentro de Europa, la parte que se debe al diagnóstico precoz, diferencias en los tratamientos o las diferencias en el *case mix*[74]. Algunas diferencias como por ejemplo las similares tasas de mortalidad de países como Suecia y Dinamarca, y la menor incidencia y supervivencia de Dinamarca se podría explicar por la diferente actitud de los médicos de este país a la hora de diagnosticar cánceres de próstata entre los pacientes asintomáticos debido a que en este país se recomienda el no screening mediante PSA. Se ha observado una asociación entre las tasas de incidencia y las tasas de supervivencia en la mayoría de los países participantes en EUROCARE[74]. La baja incidencia y supervivencia en los países del este puede también indicar que en la incidencia sólo están representados los casos sintomáticos. Las diferencias se incrementan todavía más si nos comparamos con los datos publicados para los Estados Unidos, donde la supervivencia a los 5 años de los pacientes diagnosticados entre 1986-90 fue de 86%.

Se necesitan estudios que consideren la clínica, estadio del tumor, datos sobre la forma de diagnóstico y datos sobre el tratamiento para poder comparar de una manera fidedigna los datos procedentes de diferentes países y para intentar explicar las causas que subyacen detrás de las diferencias en la supervivencia de los pacientes procedentes de los diferentes países.

Navarra. Cáncer de próstata. Supervivencia observada y relativa (%) por grupos de edad.
(Número de casos entre paréntesis).

Periodo: 1985-89

	15-44		45-54		55-64		65-74		75-99		TOTAL	
	Obs.	Rel.	Obs.	Rel.	Obs.	Rel.	Obs.	Rel.	Obs.	Rel.	Obs.	Rel.
Hombres	(-)		(9)		(72)		(218)		(232)		(531)	
1 año	-	-	88,8	89,3	91,6	92,8	87,1	90,0	72,4	80,1	81,3	86,3
3 año	-	-	66,6	67,8	72,2	75,4	68,3	75,8	47,4	65,3	59,6	71,6
5 año	-	-	66,6	68,8	54,1	58,6	54,1	65,3	36,6	64,5	46,7	63,9

Periodo: 1990-94

	15-44		45-54		55-64		65-74		75-99		TOTAL	
	Obs.	Rel.	Obs.	Rel.	Obs.	Rel.	Obs.	Rel.	Obs.	Rel.	Obs.	Rel.
Hombres	(-)		(5)		(75)		(281)		(328)		(689)	
1 año	-	-	80,0	80,3	93,3	94,4	88,6	91,2	75,0	81,7	82,7	87,3
3 año	-	-	20,0	20,2	72,0	74,8	66,9	73,6	49,6	65,8	58,9	70,0
5 año	-	-	20,0	20,4	58,0	72,9	53,3	63,4	37,5	62,6	47,1	64,0

Europa 1985-89. Cáncer de próstata. Supervivencia relativa (%) estandarizada por edad.
(Fuente: EUROCARE 2-Study)

	HOMBRES	
	5 año	IC del 95%
Navarra*	63,9	58,3 - 70,1
País Vasco*	52,9	47,0 - 59,2
Mallorca*	61,3	51,8 - 71,3
Tarragona*	40,4	34,4 - 47,0
Navarra**	63,3	56,0 - 70,6
España	54,5	51,1 - 58,1
Dinamarca	41,0	39,4 - 42,7
Francia	61,7	58,0 - 65,6
Holanda	55,3	50,2 - 60,8
Inglaterra	44,3	43,5 - 45,1
Italia	47,4	45,3 - 49,5
Suecia	64,7	62,3 - 67,2
Suiza	71,4	67,1 - 76,0
Europa	55,7	54,3 - 57,1

* Supervivencia relativa sin estandarizar por edad. ** Elaboración propia.

Cáncer de próstata. Supervivencia relativa (%) en los primeros cinco años desde el diagnóstico. Navarra 1990-94

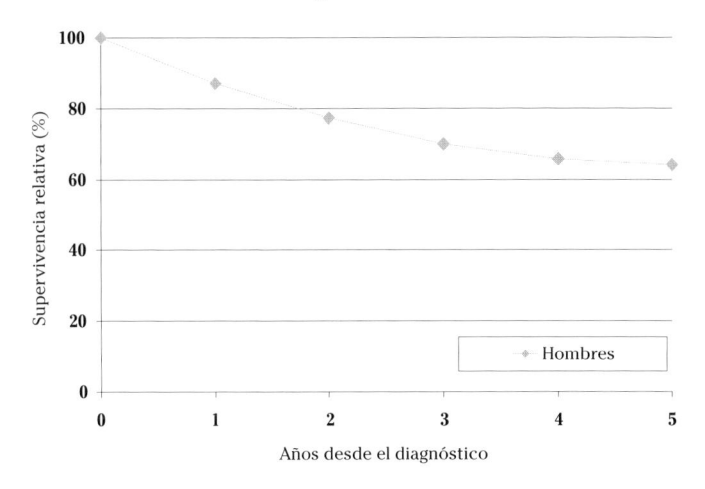

TESTÍCULO (186)

El cáncer de testículo es una enfermedad rara, representando menos del 1% de todos los cánceres diagnosticados, aunque es uno de los tumores más frecuentemente diagnosticados entre los hombres jóvenes. El 83% de los cánceres testiculares se producen en población menor de 45 años y entre los 15-35 años es el tumor más frecuentemente diagnosticado entre los varones.

Las tasa de mortalidad ajustada a la población mundial de cáncer de testículo en la Unión Europea fue de 0,34 en el año 1996, oscilando entre 0,6 y 0,18 en Dinamarca y Suecia[14]. Estos dos países fueron también los que presentaron las tasas de incidencia mas extremas (9,5 y 2,8 por 100.000 respectivamente). Las tasas de incidencia y mortalidad de Navarra se encuentran por debajo de la media de la Unión Europea.

La incidencia ha aumentado en los últimos años en Navarra, al igual que en otros países occidentales, sin que se conozcan las causas. Las mejoras terapéuticas han contrarrestado este incremento, de manera que las tasas de mortalidad han disminuido en muchos países occidentales (también en Navarra)[17].

Incidencia y mortalidad por cáncer de testículo en Navarra. Periodo 1980-94

Tasas medias anuales por 100.000 habitantes ajustadas a la población mundial y número de casos del quinquenio. Porcentaje de cambio entre 1990-94 respecto a 1980-84.

	Incidencia				Mortalidad			
	1980-84	1985-89	1990-94	% cambio	1980-84	1985-89	1990-94	% cambio
Hombres								
Tasa Ajustada (M)	1,3	1,4	2,2	69,2	0,3	0,3	0,2	-33,3
Nº de casos	(18)	(21)	(32)		(4)	(5)	(3)	

* Tasa Ajustada (M): Tasa Ajustada a la población mundial.

Supervivencia

En el análisis de supervivencia se incluyeron 52 pacientes diagnosticados en los periodos 1985-89 y 1990-94 y seguidos hasta finales de 1999, que representan el 98,1% del total de casos registrados.

La supervivencia relativa de los varones diagnosticados de cáncer de testículo en el periodo 1990-94 fue de 87,7% en el primer año y del 82,4% a los 5 años. Es, por lo tanto un tumor de alta supervivencia. En el quinquenio anterior la supervivencia a los 5 años fue más alta. El bajo número de casos incluidos en el análisis hace oscilar las tasas de manera importante sin que pueda deducirse que la supervivencia haya variado.

A nivel europeo, la supervivencia media encontrada en el estudio EUROCARE fue de 89,5% a los 5 años para los pacientes diagnosticados en el periodo 1985-89 y en los Estados Unidos de un 95% en la población cubierta por el SEER en el periodo 1986-90.

Se han observado mejoras sustanciales en la supervivencia de los pacientes con cáncer de testículo en Europa entre principios de los años 80 y 1994 así como un descenso de las diferencias entre países. Los aumentos de la supervivencia han sido muy evidentes entre los jóvenes, mientras que se han observado pocos cambios entre los pacientes de 75 y más años[75].

Navarra. Cáncer de testículo. Supervivencia observada y relativa (%) por grupos de edad.
(Número de casos entre paréntesis).

Periodo: 1985-89

	15-44		45-54		55-64		65-74		75-99		TOTAL	
	Obs.	Rel.	Obs.	Rel.	Obs.	Rel.	Obs.	Rel.	Obs.	Rel.	Obs.	Rel.
Hombres	(16)		(2)		(-)		(1)		(1)		(20)	
1 año	100,0	100,0	50,0	50,2	-	-	100,0	100,0	0	0	90,0	90,7
3 año	100,0	100,0	50,0	50,7	-	-	100,0	100,0	-	-	90,0	92,3
5 año	100,0	100,0	50,0	51,2	-	-	100,0	100,0	-	-	90,0	93,9

Periodo: 1990-94

	15-44		45-54		55-64		65-74		75-99		TOTAL	
	Obs.	Rel.	Obs.	Rel.	Obs.	Rel.	Obs.	Rel.	Obs.	Rel.	Obs.	Rel.
Hombres	(28)		(1)		(1)		(2)		(-)		(32)	
1 año	92,8	92,9	100,0	100,0	100,0	100,0	0	0	-	-	87,5	87,7
3 año	92,8	93,2	100,0	100,0	0	0	-	-	-	-	84,3	85,1
5 año	89,2	89,8	100,0	100,0	-	-	-	-	-	-	81,2	82,4

Europa 1985-89. Cáncer de testículo. Supervivencia relativa (%) estandarizada por edad.
(Fuente: EUROCARE 2-Study)

	HOMBRES	
	5 año	IC del 95%
Navarra*	93,9	80,9 - 108,9
País Vasco*	92,2	81,1 - 98,1
Mallorca*	100,0	100,0 - 100,0
Tarragona*	86,7	67,5 - 96,7
Navarra**	-	-
España	92,5	87,9 - 97,4
Dinamarca	91,4	89,7 - 93,1
Francia	-	-
Holanda	-	-
Inglaterra	90,0	88,8 - 91,2
Italia	91,1	88,0 - 94,2
Suecia	91,4	87,6 - 95,4
Suiza	-	-
Europa	89,5	87,4 - 91,7

* Supervivencia relativa sin estandarizar por edad. ** Elaboración propia.

Cáncer de testículo. Supervivencia relativa (%) en los primeros cinco años desde el diagnóstico. Navarra 1990-94

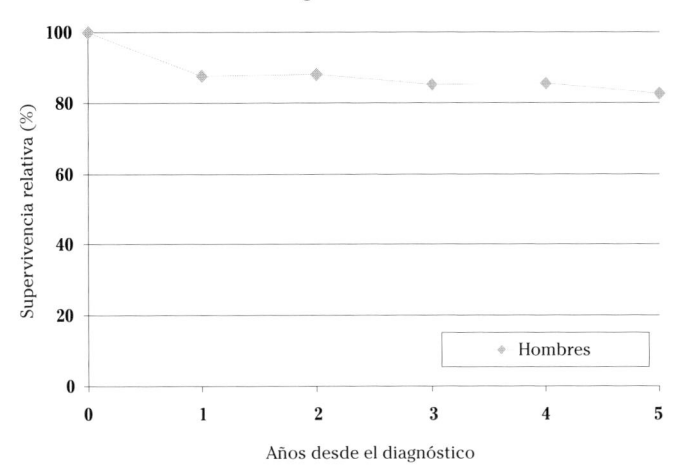

VEJIGA (188)

Se diagnostican anualmente en Navarra alrededor de 120 cánceres de vejiga en hombres y 20 en mujeres, siendo uno de los cánceres donde las tasas de los hombres son mucho más altas que las tasas de las mujeres. Es el cáncer que ocupa el cuarto lugar en cuanto a frecuencia entre los varones (7,6%) y el puesto dieciséis entre las mujeres (1,6%).

Incidencia y mortalidad por cáncer de vejiga en Navarra. Periodo 1980-94

Tasas medias anuales por 100.000 habitantes ajustadas a la población mundial y número de casos del quinquenio. Porcentaje de cambio entre 1990-94 respecto a 1980-84.

	Incidencia				Mortalidad			
	1980-84	1985-89	1990-94	% cambio	1980-84	1985-89	1990-94	% cambio
Hombres								
Tasa Ajustada (M)	23,5	24,9	26,7	13,6	7,2	7,9	8,4	16,7
Nº de casos	(407)	(479)	(565)		(130)	(168)	(204)	
Mujeres								
Tasa Ajustada (M)	2,9	2,6	3,0	3,4	0,6	1,0	1,0	66,7
Nº de casos	(64)	(69)	(87)		(17)	(32)	(37)	

* Tasa Ajustada (M): Tasa Ajustada a la población mundial.

La tasa de mortalidad ajustada a la población mundial de cáncer de vejiga en la Unión Europea en el año 1996 fue de 6,5 por 100.000 en hombres, oscilando entre 3,8 y 8,9 en Suecia y Dinamarca, respectivamente. La tasa de mortalidad de España (8,1) ocupaba el segundo lugar en el ranking de la Unión Europea y era, a su vez, muy similar a la encontrada en Navarra en el periodo 1990-4 (8,4). La mortalidad de las mujeres de Navarra, 1,0 por 100.000, se encontraba por debajo de la media observada en la Unión Europea (1,5)[15].

En cuanto a los datos de incidencia, la comparabilidad internacional puede verse comprometida debido a que algunos registros de cáncer incluyen los papilomas uroteliales benignos o de malignidad incierta entre los cánceres incidentes[17].

Se estima que el tabaquismo es el responsable del 30-40% de los cánceres de vejiga en los países desarrollados[17].

Supervivencia

Las comparaciones internacionales de la supervivencia de los pacientes con cáncer de vejiga son complicadas debido a que el espectro de los que se considera "maligno" ha aumentado en el cáncer de vejiga, como ha ocurrido con el cáncer de próstata. Aunque en los estudios de supervivencia se excluyan los pacientes con cáncer benigno, "in situ" o de comportamiento incierto, la tendencia que existe a que los papilomas sean descritos y tratados como malignos, más que como pre-malignos, ha llevado a su inclusión en los registros aun cuando estos "excluyan" los tumores benignos[17]. Las tendencias temporales y las diferencias geográficas en la supervivencia son por lo tanto más difíciles de interpretar para el cáncer de vejiga que para otros muchos tipos de cáncer[17].

En el análisis de supervivencia realizado en Navarra se incluyeron 1.075 pacientes diagnosticados de cáncer maligno de vejiga en los periodos 1985-89 y 1990-94 y seguidos hasta finales de 1999, que representan el 95,9% del total de pacientes con este cáncer. El resto se excluyeron por ser conocidos sólo por el certificado de defunción o por la autopsia.

La supervivencia relativa de los pacientes diagnosticados de cáncer de vejiga en el periodo 1990-94 fue de 86,7% en el primer año y 69,7% a los 5 años. En los dos quinquenios estudiados, la supervivencia muestra un descenso manifiesto con la edad de los pacientes, oscilando a los 5 años entre cifras por encima del 95% entre los menores de 44 años y cifras en torno al 60% entre los mayores de 75 años. La supervivencia de los hombres fue superior a la de las mujeres en ambos periodos.

En el ámbito europeo, la supervivencia relativa ajustada a los 5 años de los hombres diagnosticados entre 1985-89 fue del 65,2%, más alta que la de las mujeres –59,7%– encontrándose una gran variabilidad entre los países. Finlandia, Alemania, Suecia o España presentaban altas tasas de supervivencias. Los autores de EUROCARE señalan, sin embargo, que las comparaciones de la supervivencia de los pacientes con cáncer de vejiga no serán exactas mientras no se resuelvan los problemas de definición de caso y codificación de los tumores de esta localización en los registros de cáncer.

Navarra. Cáncer de vejiga. Supervivencia observada y relativa (%) por grupos de edad.
(Número de casos entre paréntesis).

Periodo: 1985-89

	15-44 Obs.	15-44 Rel.	45-54 Obs.	45-54 Rel.	55-64 Obs.	55-64 Rel.	65-74 Obs.	65-74 Rel.	75-99 Obs.	75-99 Rel.	TOTAL Obs.	TOTAL Rel.
Hombres	(23)		(44)		(108)		(143)		(116)		(434)	
1 año	100,0	100,0	97,7	98,2	89,8	90,9	87,4	90,1	72,4	80,0	85,7	89,2
3 año	95,6	96,2	86,3	87,7	75,0	78,0	70,6	78,0	49,1	67,3	68,8	77,8
5 año	95,6	96,6	81,8	84,1	65,7	70,6	58,0	69,5	33,6	58,7	57,8	71,3
Mujeres	(1)		(2)		(13)		(19)		(28)		(63)	
1 año	100,0	100,0	100,0	100,0	92,3	92,7	73,6	74,6	67,8	73,5	76,1	79,3
3 año	100,0	100,0	100,0	100,0	92,3	93,8	68,4	71,4	50,0	64,7	66,6	75,5
5 año	100,0	100,0	100,0	100,0	84,6	87,1	57,8	62,7	35,7	56,2	55,5	68,7
Totales	(24)		(46)		(121)		(162)		(144)		(497)	
1 año	100,0	100,0	97,8	98,3	90,1	91,1	85,8	88,3	71,5	78,8	84,5	88,0
3 año	95,8	96,4	87,0	88,3	76,9	79,8	70,4	77,3	49,3	66,8	68,6	77,6
5 año	95,8	96,8	82,6	84,9	67,8	72,5	58,0	68,7	34,0	58,2	57,5	71,0

Periodo: 1990-94

	15-44 Obs.	15-44 Rel.	45-54 Obs.	45-54 Rel.	55-64 Obs.	55-64 Rel.	65-74 Obs.	65-74 Rel.	75-99 Obs.	75-99 Rel.	TOTAL Obs.	TOTAL Rel.
Hombres	(19)		(39)		(141)		(171)		(129)		(499)	
1 año	100,0	100,0	92,3	92,6	89,3	90,3	86,5	89,0	72,8	79,6	84,7	87,8
3 año	94,7	95,3	87,1	88,3	78,7	81,7	66,6	73,1	52,7	70,4	69,1	77,4
5 año	94,7	95,7	84,6	86,6	71,6	76,6	53,8	63,6	41,8	70,7	59,7	72,7
Mujeres	(3)		(7)		(9)		(22)		(38)		(79)	
1 año	100,0	100,0	85,7	85,8	66,6	66,9	95,4	96,6	63,1	68,7	75,9	79,3
3 año	100,0	100,0	71,4	71,8	66,6	67,5	72,7	75,7	39,4	51,8	56,9	65,3
5 año	100,0	100,0	57,1	57,7	66,6	68,3	63,6	68,7	13,1	21,2	40,5	51,1
Totales	(22)		(46)		(150)		(193)		(167)		(578)	
1 año	100,0	100,0	91,3	91,6	88,0	89,0	87,6	89,9	70,7	77,1	83,6	86,7
3 año	95,5	96,0	84,8	85,8	78,0	80,9	67,4	73,5	49,7	66,2	67,5	75,8
5 año	95,5	96,4	80,4	82,2	71,3	76,2	54,9	64,3	35,3	59,0	57,1	69,7

Europa 1985-89. Cáncer de vejiga. Supervivencia relativa (%) estandarizada por edad.
(Fuente: EUROCARE 2-Study)

	HOMBRES 5 año	HOMBRES IC del 95%	MUJERES 5 año	MUJERES IC del 95%
Navarra*	71,3	65,7 - 77,3	68,7	54,8 - 86,1
País Vasco*	72,9	68,8 - 76,9	71,8	61,6 - 81,3
Mallorca*	72,9	64,3 - 81,2	75,8	52,8 - 96,7
Tarragona*	69,1	63,4 - 74,7	68,1	55,6 - 80,1
Navarra**	67,9	61,3 - 74,4	69,6	56,3 - 83,0
España	69,2	66,1 - 72,4	70,5	64,5 - 77,1
Dinamarca	50,3	48,2 - 52,5	44,1	40,9 - 47,5
Francia	59,2	53,8 - 65,0	54,5	46,0 - 64,7
Holanda	65,3	58,4 - 72,9	46,5	37,9 - 57,1
Inglaterra	65,6	64,7 - 66,6	59,4	58,0 - 60,8
Italia	65,1	63,2 - 67,1	63,7	60,3 - 67,4
Suecia	72,6	69,0 - 76,4	70,3	64,2 - 76,9
Suiza	55,1	48,4 - 62,6	43,7	33,6 - 57,0
Europa	65,2	63,8 - 66,6	59,7	57,5 - 61,9

* Supervivencia relativa sin estandarizar por edad. ** Elaboración propia.

Cáncer de vejiga. Supervivencia relativa (%) en los primeros cinco años desde el diagnóstico. Navarra 1990-94

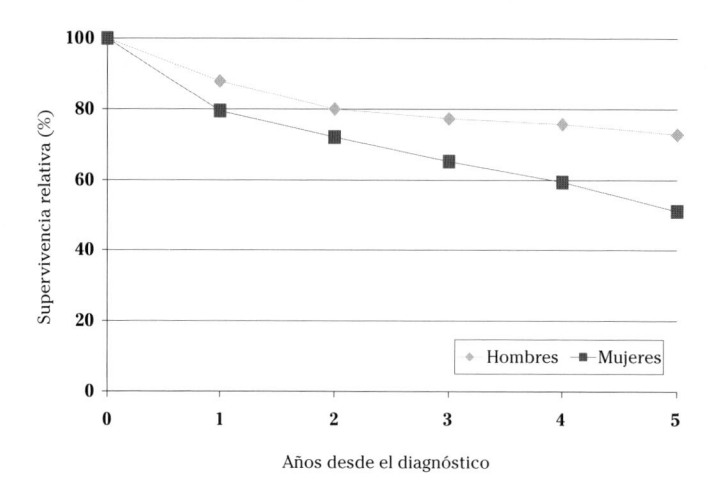

RIÑON (189)

El cáncer de riñón representa aproximadamente el 2,7% de los cánceres diagnosticados entre los hombres de Navarra y el 1,8% en las mujeres. Las tasas de incidencia y mortalidad por cáncer de riñón en Navarra, se encuentran en ambos sexos por debajo de la media de la Unión Europea[15].

Incidencia y mortalidad por cáncer de riñón en Navarra. Periodo 1980-94

Tasas medias anuales por 100.000 habitantes ajustadas a la población mundial y número de casos del quinquenio. Porcentaje de cambio entre 1990-94 respecto a 1980-84.

	Incidencia				Mortalidad			
	1980-84	1985-89	1990-94	% cambio	1980-84	1985-89	1990-94	% cambio
Hombres								
Tasa Ajustada (M)	5,9	6,8	8,0	35,6	2,9	3,6	3,3	13,8
Nº de casos	(93)	(129)	(160)		(49)	(71)	(76)	
Mujeres								
Tasa Ajustada (M)	2,4	3,8	3,3	37,5	1,4	1,2	1,0	-28,6
Nº de casos	(48)	(78)	(78)		(31)	(28)	(34)	

* Tasa Ajustada (M): Tasa Ajustada a la población mundial.

Supervivencia

En el análisis de supervivencia se incluyeron 386 pacientes diagnosticados en los periodos 1985-89 y 1990-94 y seguidos hasta finales de 1999, que representan el 91,9% del total de casos registrados.

En Navarra, la supervivencia relativa a los 5 años de los pacientes diagnosticados de cáncer de riñón en el periodo 1990-94 fue del 63,3%, mientras que la de los pacientes diagnosticados en el quinquenio anterior fue del 50,3%. La edad de los pacientes fue un importante determinante de la supervivencia, mostrando los jóvenes una mayor supervivencia.

La supervivencia de los pacientes con cáncer de riñón observada en Navarra fue similar a la media de los países participantes en EUROCARE (ver tabla). Se ha encontrado una gran variabilidad en la supervivencia de los pacientes con cáncer de riñón en Europa, oscilando según EUROCARE entre 31,5% a los 5 años en Estonia y 57,4% en Francia. Los datos de supervivencia para este cáncer a los 5 años publicados por el programa SEER para los Estados Unidos fueron del 59% en los hombres y del 56% entre las mujeres diagnosticadas entre 1986-90. Según el estudio EUROCARE las diferencias en la supervivencia entre países y en el tiempo se relacionan probablemente con diferencias en el estadio de los tumores al diagnóstico, aunque no existen evidencias que confirmen esta teoría[76].

Los estudios realizados por EUROCARE muestran un incremento de la supervivencia relativa a los 5 años: 44% en el periodo 1978-80 y 50% en el periodo 1987-89[76]. También los datos de 1990-94 señalan que continúa incrementándose la supervivencia. Este incremento podría estar relacionado en buena medida con la mejora de los métodos diagnósticos[76].

Navarra. Cáncer de riñón. Supervivencia observada y relativa (%) por grupos de edad.
(Número de casos entre paréntesis).

Periodo: 1985-89

	15-44		45-54		55-64		65-74		75-99		TOTAL	
	Obs.	Rel.	Obs.	Rel.	Obs.	Rel.	Obs.	Rel.	Obs.	Rel.	Obs.	Rel.
Hombres	(4)		(17)		(29)		(33)		(26)		(109)	
1 año	75,0	75,1	70,5	70,9	68,9	69,8	66,6	68,8	57,6	62,6	66,0	68,2
3 año	75,0	75,3	64,7	65,8	55,1	57,3	45,4	50,2	38,4	49,9	50,4	55,8
5 año	75,0	75,5	52,9	54,5	48,2	51,8	39,3	47,1	23,0	36,7	41,2	49,2
Mujeres	(5)		(6)		(20)		(24)		(19)		(74)	
1 año	80,0	80,0	83,3	83,5	90,0	90,4	50,0	50,7	47,3	50,4	64,8	66,3
3 año	80,0	80,2	83,3	83,8	75,0	76,3	37,5	39,2	31,5	38,6	52,7	56,4
5 año	80,0	80,3	83,3	84,2	65,0	67,0	29,1	31,7	26,3	37,8	45,9	51,8
Totales	(9)		(23)		(49)		(57)		(45)		(183)	
1 año	77,8	77,9	73,9	74,3	77,6	78,3	59,6	61,1	53,3	57,5	65,6	67,5
3 año	77,8	78,0	69,6	70,5	63,3	65,2	42,1	45,5	35,6	45,0	51,4	56,1
5 año	77,8	78,2	60,9	62,4	55,1	58,2	35,1	40,3	24,4	37,2	43,2	50,3

Periodo: 1990-94

	15-44		45-54		55-64		65-74		75-99		TOTAL	
	Obs.	Rel.	Obs.	Rel.	Obs.	Rel.	Obs.	Rel.	Obs.	Rel.	Obs.	Rel.
Hombres	(7)		(13)		(35)		(48)		(29)		(132)	
1 año	85,7	85,8	69,2	69,5	82,8	83,6	77,0	79,3	62,0	67,1	75,0	77,3
3 año	71,4	71,8	69,2	70,1	74,2	76,5	52,0	57,3	34,4	44,7	56,8	62,6
5 año	71,4	72,1	53,8	55,1	62,8	66,3	50,0	59,5	31,0	49,8	50,7	60,2
Mujeres	(5)		(-)		(20)		(21)		(25)		(71)	
1 año	100,0	100,0	-	-	75,0	75,3	80,9	81,9	64,0	69,1	74,6	77,0
3 año	100,0	100,0	-	-	65,0	65,9	71,4	74,2	52,0	66,7	64,7	71,4
5 año	100,0	100,0	-	-	65,0	66,7	66,6	71,7	40,0	62,8	59,1	70,1
Totales	(12)		(13)		(55)		(69)		(54)		(203)	
1 año	91,7	91,8	69,2	69,5	80,0	80,6	78,3	80,2	63,0	68,1	74,9	77,2
3 año	83,3	83,7	69,2	70,1	70,9	72,6	58,0	62,7	42,6	55,0	59,6	65,7
5 año	83,3	84,0	53,8	55,1	63,6	66,5	55,1	63,5	35,2	55,5	53,7	63,3

Europa 1985-89. Cáncer de riñón. Supervivencia relativa (%) estandarizada por edad.
(Fuente: EUROCARE 2-Study)

	HOMBRES		MUJERES	
	5 año	IC del 95%	5 año	IC del 95%
Navarra*	49,2	39,2 - 61,8	51,8	40,2 - 66,7
País Vasco*	54,7	47,5 - 62,0	57,4	47,3 - 67,4
Mallorca*	66,8	49,4 - 83,5	25,6	10,3 - 52,6
Tarragona*	43,6	31,6 - 57,2	59,7	41,7 - 77,4
Navarra**	48,7	37,8 - 59,5	52,4	40,8 - 64,0
España	51,2	46,1- 56,8	51,7	45,2 - 59,0
Dinamarca	35,5	32,8 - 38,4	33,3	30,6 - 36,4
Francia	57,4	50,2 - 65,7	56,3	48,8 - 65,0
Holanda	53,4	45,3 - 62,8	44,5	36,4 - 54,3
Inglaterra	39,4	37,8 - 41,1	36,9	34,9 - 38,9
Italia	52,0	49,1 - 55,1	54,6	51,0 - 58,5
Suecia	48,7	43,7 - 54,2	48,0	42,5 - 54,2
Suiza	52,7	45,0 - 61,6	45,3	37,7 - 54,4
Europa	47,7	45,6 - 49,9	49,3	47,1 - 51,6

* Supervivencia relativa sin estandarizar por edad. ** Elaboración propia.

Cáncer de riñón. Supervivencia relativa (%) en los primeros cinco años desde el diagnóstico. Navarra 1990-94

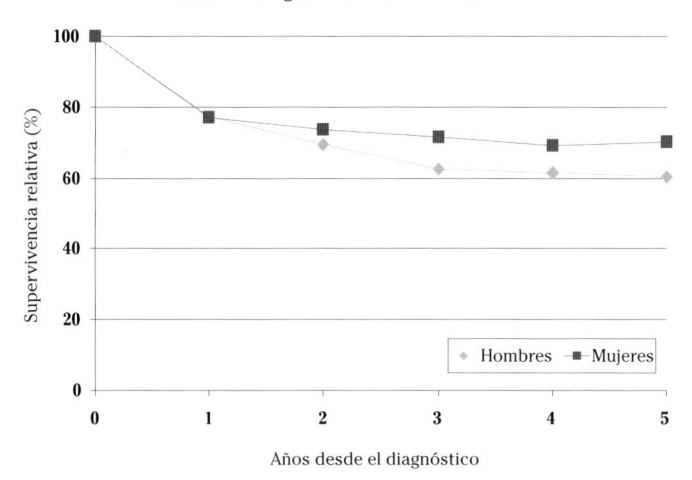

CEREBRO (191)

Los tumores de esta localización, responsables del 3 y 4% de las muertes por cáncer en los hombres y las mujeres, presentan en Navarra una sobremortalidad masculina de 1,5, similar a la encontrada en otros países de la Unión Europea. La mayoría son gliomas, incluyéndose en este grupo los astrocitomas, oligodendrogliomas y ependimomas. Otros tipos comunes, meningiomas y neuromas son predominantemente benignos. En este trabajo sólo se incluyen los tumores malignos.

Las tasas de mortalidad e incidencia de Navarra se encuentran por encima de la media de la Unión Europea entre los varones y en torno a la media en las mujeres[15]. En el ámbito mundial, las tasas de Navarra se sitúan en una posición intermedia alta. Con relación a los registros españoles, Navarra es el registro que presenta tasas de incidencia más altas. Las tasas de mortalidad son igualmente más altas que las publicadas para España, en ambos sexos.

Es difícil la interpretación de las tendencias temporales en cáncer de encéfalo, ya que pueden estar influenciadas por la calidad de los certificados de defunción (metástasis codificadas como cáncer primario), por los cambios en las reglas de codificación a lo largo del tiempo, la aparición de nuevas técnicas diagnósticas y las diferencias en la frecuencia de autopsias[57]. En muchos países del oeste de Europa el número de tumores de encéfalo está aumentado aunque no está claro si esta tendencia se debe a que el diagnóstico está mejorando o a que este aumentado la incidencia de estos tumores en la población[77].

Incidencia y mortalidad por cáncer de cerebro en Navarra. Periodo 1980-94

Tasas medias anuales por 100.000 habitantes ajustadas a la población mundial y número de casos del quinquenio. Porcentaje de cambio entre 1990-94 respecto a 1980-84.

	Incidencia				Mortalidad			
	1980-84	1985-89	1990-94	% cambio	1980-84	1985-89	1990-94	% cambio
Hombres								
Tasa Ajustada (M)	8,5	8,0	8,0	-5,9	8,8	4,1	5,5	-37,5
Nº de casos	(128)	(137)	(137)		(137)	(70)	(103)	
Mujeres								
Tasa Ajustada (M)	4,5	4,9	5,0	11.1	4,6	2,6	3,3	-28,3
Nº de casos	(74)	(90)	(105)		(78)	(50)	(74)	

* Tasa Ajustada (M): Tasa Ajustada a la población mundial.

Supervivencia

En el análisis de supervivencia se incluyeron 354 pacientes diagnosticados de cáncer de encéfalo en los periodos 1985-89 y 1990-94 y seguidos hasta finales de 1999, que representan el 81,2% de los incluidos en el registro.

La supervivencia relativa de los varones diagnosticados de cáncer de cerebro en el periodo 1990-94 fue del 40,9% en el primer año y del 21,8% a los 5 años. Entre las mujeres y para el mismo periodo la supervivencia fue de 42,1% en el primer año y de 19,0% a los 5 años. Se observa un incremento en ambos sexos respecto al quinquenio anterior. La supervivencia de los pacientes jóvenes fue mucho más alta que la de los pacientes mayores (65% y 30% en los grupos de 15-44 años y 45-54 años, frente a cifras por debajo de 15% en los grupos de más edad).

Los datos de supervivencia de cáncer de encéfalo a los 5 años publicados por el programa SEER para los Estados Unidos fueron del 22% en hombres y del 25% en las mujeres diagnosticadas en el periodo 1986-1990. Los datos de supervivencia a los 5 años, referidos a los pacientes diagnosticados entre 1990-94 en Europa, no han variado de manera significativa sobre el quinquenio anterior, 19% entre los varones y 21% entre las mujeres a los 5 años, según los datos de EUROCARE III.

Navarra. Cáncer de cerebro. Supervivencia observada y relativa (%) por grupos de edad.
(Número de casos entre paréntesis).

Periodo: 1985-1990

	15-44		45-54		55-64		65-74		75-99		TOTAL	
	Obs.	Rel.	Obs.	Rel.	Obs.	Rel.	Obs.	Rel.	Obs.	Rel.	Obs.	Rel.
Hombres	(17)		(16)		(28)		(25)		(15)		(101)	
1 año	88,2	88,3	43,7	43,9	42,8	43,3	8,0	8,2	13,3	14,3	37,6	38,4
3 año	76,4	76,8	31,2	31,7	3,5	3,6	4,0	4,4	6,6	8,5	20,7	22,3
5 año	76,4	77,1	12,5	12,8	3,5	3,8	-	-	6,6	10,3	16,8	19,0
Mujeres	(8)		(18)		(12)		(19)		(15)		(72)	
1 año	62,5	62,5	55,5	55,6	16,6	16,7	15,7	16,0	0	0	27,7	28,3
3 año	50,0	50,0	22,2	22,3	16,6	16,9	10,5	11,0	-	-	16,6	17,7
5 año	37,5	37,6	11,1	11,2	16,6	17,1	10,5	11,5	-	-	12,5	13,9
Totales	(25)		(34)		(40)		(44)		(30)		(173)	
1 año	80,0	80,1	50,0	50,2	35,0	35,3	11,4	11,7	6,7	7,2	33,5	34,3
3 año	68,0	68,3	26,5	26,8	7,5	7,7	6,8	7,4	3,3	4,2	19,1	20,4
5 año	64,0	64,5	11,8	12,0	7,5	7,9	4,5	5,3	3,3	5,1	15,0	16,9

Periodo: 1990-94

	15-44		45-54		55-64		65-74		75-99		TOTAL	
	Obs.	Rel.	Obs.	Rel.	Obs.	Rel.	Obs.	Rel.	Obs.	Rel.	Obs.	Rel.
Hombres	(18)		(13)		(29)		(25)		(12)		(97)	
1 año	94,4	94,6	76,9	77,2	13,7	13,9	28,0	28,7	8,3	8,8	40,2	40,9
3 año	61,1	61,4	46,1	46,8	3,4	3,5	12,0	13,1	-	-	21,6	22,9
5 año	61,1	61,7	38,4	39,5	3,4	3,7	8,0	9,3	-	-	19,5	21,8
Mujeres	(13)		(8)		(20)		(29)		(14)		(84)	
1 año	84,6	84,6	50,0	50,0	50,0	50,2	17,2	17,4	35,7	36,9	41,6	42,1
3 año	69,2	69,3	25,0	25,1	5,0	5,0	3,4	3,5	28,5	32,1	20,2	20,9
5 año	69,2	69,4	12,5	12,6	5,0	5,1	3,4	3,7	21,4	26,7	17,8	19,0
Totales	(31)		(21)		(49)		(54)		(26)		(181)	
1 año	90,3	90,4	66,7	66,9	28,6	28,8	22,2	22,6	23,1	24,2	40,9	41,5
3 año	64,5	64,8	38,1	38,5	4,1	4,2	7,4	7,9	15,4	18,0	21,0	22,0
5 año	64,5	65,0	28,6	29,2	4,1	4,3	5,6	6,2	11,5	15,4	18,8	20,5

Europa 1985-89. Cáncer de cerebro. Supervivencia relativa (%) estandarizada por edad.
(Fuente: EUROCARE 2-Study)

	HOMBRES		MUJERES	
	5 año	IC del 95%	5 año	IC del 95%
Navarra*	19,0	12,2 - 29,6	13,9	7,4 - 25,9
País Vasco*	14,6	9,9 - 21,0	16,5	10,9 - 24,2
Mallorca*	12,9	5,6 - 27,2	16,4	7,2 - 33,3
Tarragona*	16,9	9,5 - 28,5	18,6	10,3 - 31,4
Navarra**	-	-	-	-
España	17,1	13,7 - 21,2	17,5	13,5 - 22,7
Dinamarca	17,5	15,6 - 19,7	22,8	20,3 - 25,6
Francia	-	-	18,5	12,8 - 26,7
Holanda	-	-	23,2	15,6 - 34,4
Inglaterra	15,3	14,2 - 16,4	18,0	16,7 - 19,4
Italia	17,5	15,1 - 20,4	20,6	17,4 - 24,2
Suecia	14,8	11,2 - 19,5	23,6	19,2 - 29,0
Suiza	18,6	13,3 - 26,0	16,6	10,5 - 26,2
Europa	16,7	15,1 - 18,4	19,9	18,1 - 22,0

* Supervivencia relativa sin estandarizar por edad. ** Elaboración propia.

Cáncer de cerebro. Supervivencia relativa (%) en los primeros cinco años desde el diagnóstico. Navarra 1990-94

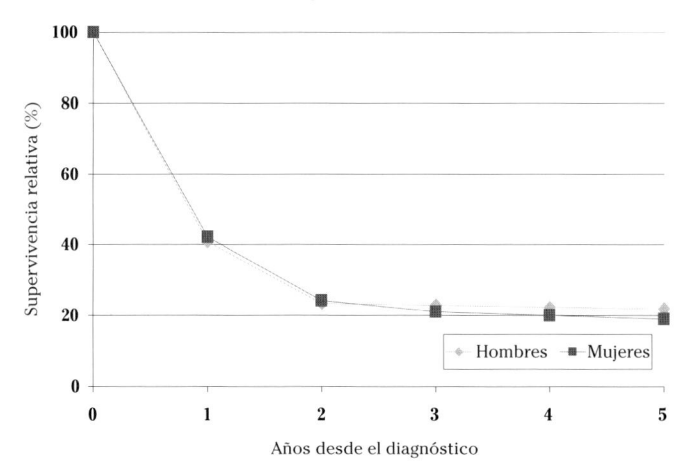

TIROIDES (193)

El cáncer de tiroides es un tumor poco frecuente entre los hombres de Navarra, diagnosticándose aproximadamente 6 casos al año (0,7% de todas las neoplasias). Entre las mujeres, se registran en torno a 22 casos al año, el 3% de todos los tumores malignos. Las tasas ajustadas de mortalidad de Navarra fueron de 0,1 y 0,4 por 100.000 en los hombres y mujeres y las registradas en la Unión Europea en el año 1996 de 0,3 y 0,7 por 100.0000[15].

La incidencia de estos cánceres ha aumentado de manera significativa entre el periodo 1980-84 y el quinquenio 1990-94 en ambos sexos, como se desprende de la tabla, pero la mortalidad ha disminuido en ambos sexos. Patrones similares se han observado en numerosos países industrializados[17]. Por ejemplo, un estudio realizado en los Estados Unidos cifra el aumento de la incidencia en 170% entre los años 50 y los años 90 mientras que la mortalidad ha disminuido un 50% entre los mismos periodos[32].

Incidencia y mortalidad por cáncer de tiroides en Navarra. Periodo 1980-94

Tasas medias anuales por 100.000 habitantes ajustadas a la población mundial y número de casos del quinquenio. Porcentaje de cambio entre 1990-94 respecto a 1980-84.

	Incidencia				Mortalidad			
	1980-84	1985-89	1990-94	% cambio	1980-84	1985-89	1990-94	% cambio
Hombres								
Tasa Ajustada (M)	0,3	1,8	2,1	600,0	0,4	0,2	0,1	-75,0
Nº de casos	(5)	(30)	(33)		(7)	(3)	(3)	
Mujeres								
Tasa Ajustada (M)	3,5	7,5	6,5	85,7	0,7	0,4	0,6	-14,3
Nº de casos	(60)	(118)	(108)		(15)	(12)	(18)	

* Tasa Ajustada (M): Tasa Ajustada a la población mundial.

Supervivencia

El cáncer de tiroides se caracteriza por presentar una amplia variación de la supervivencia dependiendo del tipo histológico del tumor. Se ha visto que las tasas de supervivencia de los pacientes con carcinoma papilar son significativamente más altas que para el carcinoma folicular y éstas últimas significativamente más altas que las tasas de supervivencia del carcinoma anaplásico, que ocurre principalmente en edades avanzadas[78].

En el análisis de supervivencia realizado en Navarra se incluyeron 263 pacientes diagnosticados de cáncer de tiroides en los periodos 1985-89 y 1990-94 y seguidos hasta finales de 1999, que representan el 95,3% del total de casos registrados.

La supervivencia relativa de los varones diagnosticados de cáncer de tiroides en el periodo 1990-94 fue del 89,4% en el primer año y del 92,2% a los 5 años. Entre las mujeres y para el mismo periodo la supervivencia fue del 93,3% en el primer año y del 91,7% a los 5 años. Se observa un incremento en ambos sexos respecto al quinquenio anterior.

Los datos de supervivencia de cáncer de tiroides a los 5 años publicados por el programa SEER para los Estados Unidos fueron del 94% en hombres y del 96 % en mujeres para los diagnosticados en el periodo 1986-90.

Se ha constatado un incremento de la supervivencia entre los periodos 1983-85 y 1992-94 en los pacientes del estudio EUROCARE: la supervivencia relativa al primer año pasó del 83 al 88% y a los 5 años del 79 a 85%. También se ha observado una gran variabilidad en la supervivencia de los diferentes países europeos; entre las posibles hipótesis explicativas, sin verificar, se citan la diferente distribución de lo tipos histológicos, diferencias en el estadio o en la efectividad de los tratamientos[79].

Navarra. Cáncer de tiroides. Supervivencia observada y relativa (%) por grupos de edad. (Número de casos entre paréntesis).

	15-44		45-54		55-64		65-74		75-99		TOTAL	
	Obs.	Rel.	Obs.	Rel.	Obs.	Rel.	Obs.	Rel.	Obs.	Rel.	Obs.	Rel.

Periodo: 1985-89

	15-44		45-54		55-64		65-74		75-99		TOTAL	
Hombres	(14)		(2)		(3)		(3)		(4)		(26)	
1 año	100,0	100,0	100,0	100,0	66,6	67,6	66,6	68,5	50,0	53,3	84,6	85,9
3 año	100,0	100,0	100,0	100,0	66,6	69,9	33,3	36,2	50,0	61,9	80,7	84,8
5 año	100,0	100,0	100,0	100,0	66,6	72,9	33,3	38,3	-	-	73,0	79,4
Mujeres	(46)		(21)		(18)		(22)		(6)		(113)	
1 año	100,0	100,0	100,0	100,0	94,4	94,8	81,8	82,9	50,0	52,1	92,9	93,5
3 año	97,8	98,0	100,0	100,0	94,4	95,8	68,1	71,2	33,3	38,6	88,4	90,3
5 año	97,8	98,1	100,0	100,0	94,4	96,9	68,1	74,0	16,6	21,8	87,6	90,8
Totales	(60)		(23)		(21)		(25)		(10)		(139)	
1 año	100,0	100,0	100,0	100,0	90,5	91,0	80,0	81,2	50,0	52,6	91,4	92,1
3 año	98,3	98,6	100,0	100,0	90,5	92,3	64,0	67,2	40,0	47,6	87,0	89,3
5 año	98,3	98,8	100,0	100,0	90,5	93,7	64,0	70,0	10,0	13,7	84,9	88,8

Periodo: 1990-94

	15-44		45-54		55-64		65-74		75-99		TOTAL	
	Obs.	Rel.	Obs.	Rel.	Obs.	Rel.	Obs.	Rel.	Obs.	Rel.	Obs.	Rel.
Hombres	(14)		(5)		(5)		(3)		(-)		(27)	
1 año	100,0	100,0	100,0	100,0	80,0	80,7	33,3	34,2	-	-	88,8	89,4
3 año	100,0	100,0	100,0	100,0	80,0	82,6	33,3	36,3	-	-	88,8	90,7
5 año	100,0	100,0	100,0	100,0	80,0	84,9	33,3	39,0	-	-	88,8	92,2
Mujeres	(51)		(17)		(12)		(9)		(8)		(97)	
1 año	98,0	98,0	100,0	100,0	100,0	100,0	100,0	100,0	25,0	27,4	92,7	93,3
3 año	98,0	98,2	100,0	100,0	100,0	100,0	77,7	80,6	25,0	33,7	90,7	93,3
5 año	96,0	96,3	100,0	100,0	91,6	93,8	66,6	71,2	25,0	39,4	87,6	91,7
Totales	(65)		(22)		(17)		(12)		(8)		(124)	
1 año	98,5	98,5	100,0	100,0	94,1	94,7	83,3	84,6	25,0	27,4	91,9	92,7
3 año	98,5	98,7	100,0	100,0	94,1	95,9	66,7	70,0	25,0	33,7	90,3	92,8
5 año	96,9	97,3	100,0	100,0	88,2	91,3	58,3	63,6	25,0	40,9	87,9	91,7

Europa 1985-89. Cáncer de tiroides. Supervivencia relativa (%) estandarizada por edad.
(Fuente: EUROCARE 2-Study)

	HOMBRES		MUJERES	
	5 año	IC del 95%	5 año	IC del 95%
Navarra*	79,4	62,6 - 100,7	90,8	84,6 - 97,4
País Vasco*	76,4	54,0 - 93,5	76,5	65,3 - 85,6
Mallorca*	60,6	11,5 - 109,7	95,4	75,8 - 102,3
Tarragona*	72,0	46,0 - 92,0	86,3	72,7 - 95,3
Navarra**	-	-	93,0	75,7 - 90,2
España	70,6	60,7 - 82,1	79,9	75,1 - 85,1
Dinamarca	62,6	54,2 - 72,3	71,7	67,3 - 76,3
Francia	61,4	50,7 - 74,5	81,0	73,4 - 89,3
Holanda	77,0	59,6 - 99,6	84,0	74,9 - 94,1
Inglaterra	64,3	60,3 - 68,5	74,4	72,3 - 76,6
Italia	65,9	60,2 - 72,2	77,0	73,8 - 80,4
Suecia	74,0	67,2 - 81,5	83,7	79,3 - 88,4
Suiza	-	-	78,0	68,7 - 88,7
Europa	66,9	63,2 - 70,7	77,8	75,5 - 80,1

* Supervivencia relativa sin estandarizar por edad. ** Elaboración propia.

Cáncer de tiroides. Supervivencia relativa (%) en los primeros cinco años desde el diagnóstico. Navarra 1990-94

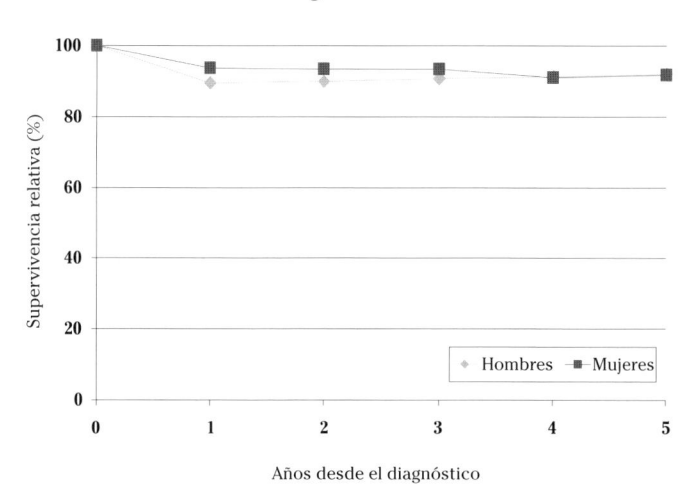

LINFOMAS NO HODGKIN (LNH) (200, 202)

En el periodo 1990-94, los linfomas no-Hodgkin (LNH) ocupaban el décimo lugar en el ranking de enfermedades neoplásicas entre los hombres de Navarra y el séptimo lugar entre las mujeres, representando el 2,9% y el 3,6%, respectivamente. Las tasas de incidencia en el periodo 1990-94 fueron de 9,8 y 7,0 casos por 100.000 entre los hombres y mujeres y las de mortalidad de 3,4 y 2,8. En la Unión Europea[14] las tasas de incidencia en el año 1996 fueron de 10,4 y 6,7 casos por 100.000 entre los hombres y mujeres y las de mortalidad de 4,3 y 2,8 por 100.000, muy similares a las observadas en Navarra.

La incidencia ha aumentado en ambos sexos desde los años 80 en Navarra, patrón observado igualmente en muchos países, y también como en otras partes de Europa la mortalidad ha aumentado, pero menos rápidamente que la incidencia. La consistencia de estas tendencias en bastantes países sugiere que las mejoras de los tratamientos han influido en que los aumentos de la mortalidad no sean tan importantes como los aumentos de la incidencia[17]. Debido a que los cambios en las prácticas de diagnóstico y registro no pueden explicar totalmente el aumento de LNH, se ha especulado sobre las posibles causas de este aumento. La asociación del LNH con el SIDA ha contribuido a esta tendencia en algunos países, aunque en los Estados Unidos y en los Países Escandinavos este aumento se produjo en décadas anteriores a la aparición del SIDA[80].

En Navarra para el periodo 1985-94 el porcentaje de pacientes con LNH que eran personas con la infección por el virus de la inmunodeficiencia humana fue de 20 casos en ambos sexos, que representan el 5% de los casos totales y que por lo tanto no explicarían más que parcialmente los incrementos en torno al 40% observados respecto al periodo 1980-84, periodo tomado como referencia y en el que no se registraban casos de SIDA en Navarra.

Incidencia y mortalidad por cáncer de linfomas no Hodgkin en Navarra. Periodo 1980-94

Tasas medias anuales por 100.000 habitantes ajustadas a la población mundial y número de casos del quinquenio. Porcentaje de cambio entre 1990-94 respecto a 1980-84.

	Incidencia				Mortalidad			
	1980-84	1985-89	1990-94	% cambio	1980-84	1985-89	1990-94	% cambio
Hombres								
Tasa Ajustada (M)	6,8	7,4	9,8	44,1	2,5	2,8	3,4	36,0
Nº de casos	(102)	(125)	(176)		(38)	(48)	(70)	
Mujeres								
Tasa Ajustada (M)	4,3	4,4	7,0	62,8	1,8	1,8	2,8	55,6
Nº de casos	(75)	(99)	(154)		(36)	(40)	(70)	

* Tasa Ajustada (M): Tasa Ajustada a la población mundial.

Supervivencia

El estudio de la supervivencia se ha realizado sobre 479 pacientes, el 95,2% de los registrados. Se han excluido 13 casos conocidos por el certificado de defunción y 11 conocidos por la autopsia.

La tasa de supervivencia relativa de los pacientes con LNH fue moderadamente buena en los pacientes diagnosticados en Navarra en el periodo 1990-94, con aproximadamente el 72% de los pacientes vivos al año y más del 58% a los 5 años del diagnostico. No se han observado diferencias significativas en la supervivencia entre sexos.

Los datos de Navarra, aunque poco precisos por el bajo número de casos, dejan entrever una mejora de la supervivencia al año y a los 5 años entre los 2 periodos estudiados y en ambos sexos. Hasta hace aproximadamente 25 años, la mayoría de estos pacientes moría por su enfermedad. La quimioterapia, desarrollada inicialmente para la enfermedad de Hodgkin, ha resultado también eficaz en algunos pacientes con LNH avanzados[17]. EUROCARE ha documentado una gran variabilidad en las tasas de supervivencia de los pacientes procedentes de los diferentes países de Europa, así como un incremento de las tasas de supervivencia en el periodo 1978-1994[81-82].

Navarra. Linfomas no Hodgkin. Supervivencia observada y relativa (%) por grupos de edad. (Número de casos entre paréntesis).

Periodo: 1985-89

	15-44		45-54		55-64		65-74		75-99		TOTAL	
	Obs.	Rel.	Obs.	Rel.	Obs.	Rel.	Obs.	Rel.	Obs.	Rel.	Obs.	Rel.
Hombres	(21)		(16)		(22)		(24)		(24)		(107)	
1 año	80,9	91,0	81,2	81,6	77,2	78,2	62,5	64,4	41,6	45,3	67,2	69,2
3 año	66,6	66,9	81,2	82,5	68,1	71,0	50,0	55,0	20,8	27,2	55,1	60,2
5 año	66,6	67,2	75,0	77,0	54,5	58,7	45,8	54,6	12,5	20,1	48,5	56,6
Mujeres	(8)		(11)		(11)		(28)		(30)		(88)	
1 año	100,0	100,0	72,8	72,8	90,9	91,3	53,5	54,2	56,6	60,2	65,9	67,6
3 año	100,0	100,0	72,7	73,1	72,7	73,9	39,2	41,0	33,3	40,6	51,1	55,4
5 año	87,5	87,8	63,6	64,4	54,5	56,1	32,1	34,8	26,6	38,2	42,0	48,5
Totales	(29)		(27)		(33)		(52)		(54)		(195)	
1 año	86,2	86,3	77,8	78,1	81,8	82,6	57,7	58,9	50,0	53,7	66,7	68,5
3 año	75,9	76,2	77,8	78,7	70,0	72,0	44,2	47,4	27,8	34,9	53,3	58,1
5 año	72,4	72,9	70,4	71,8	54,5	57,9	38,5	43,5	20,4	30,7	45,6	52,9

Periodo: 1990-94

	15-44		45-54		55-64		65-74		75-99		TOTAL	
	Obs.	Rel.	Obs.	Rel.	Obs.	Rel.	Obs.	Rel.	Obs.	Rel.	Obs.	Rel.
Hombres	(31)		(21)		(32)		(37)		(29)		(150)	
1 año	64,5	64,6	85,7	85,9	81,2	82,0	70,2	72,3	55,1	59,9	70,6	72,4
3 año	61,2	61,5	76,1	77,0	65,6	67,7	51,3	56,3	44,8	58,8	58,6	63,5
5 año	61,2	61,8	66,6	68,1	53,1	56,3	45,9	54,2	41,3	68,2	52,6	60,5
Mujeres	(24)		(10)		(30)		(31)		(39)		(134)	
1 año	87,5	87,5	90,0	90,1	83,3	83,7	64,5	65,2	48,7	51,4	70,1	71,5
3 año	75,0	75,1	70,0	70,8	56,6	57,4	51,6	53,7	35,8	43,0	53,7	57,2
5 año	70,8	71,0	70,0	71,2	50,0	51,3	48,3	52,2	33,3	46,4	50,5	55,9
Totales	(55)		(31)		(62)		(68)		(68)		(284)	
1 año	74,5	74,6	87,1	87,3	82,3	82,8	67,6	69,1	51,5	55,0	70,4	72,0
3 año	67,3	67,5	74,2	74,9	61,3	62,7	51,5	55,1	39,7	49,4	56,3	60,6
5 año	65,5	65,9	67,7	68,9	51,6	53,9	47,1	53,3	36,8	54,6	51,4	58,1

Europa 1985-89. Linfomas no Hodgkin. Supervivencia relativa (%) estandarizada por edad.
(Fuente: EUROCARE 2-Study)

	HOMBRES		MUJERES	
	5 año	IC del 95%	5 año	IC del 95%
Navarra*	56,6	46,4 - 68,9	48,5	37,8 - 62,2
País Vasco*	57,4	49,6 - 65,2	50,1	41,6 - 58,8
Mallorca*	52,6	38,8 - 67,2	45,1	30,4 - 61,7
Tarragona*	51,3	39,0 - 64,3	45,1	32,9 - 58,7
Navarra**	51,1	40,7 - 61,6	51,2	40,2 - 62,3
España	51,3	45,9 - 57,4	47,5	42,3 - 53,4
Dinamarca	43,0	40,1 - 46,2	49,4	46,6 - 52,4
Francia	53,8	47,9 - 60,3	52,8	47,7 - 58,5
Holanda	40,0	33,1 - 48,3	45,8	38,3 - 54,7
Inglaterra	42,8	41,4 - 44,2	46,7	45,4 - 48,1
Italia	44,1	41,0 - 47,4	47,6	44,7 - 50,6
Suecia	46,7	41,8 - 52,2	51,6	46,5 - 57,3
Suiza	48,9	41,4 - 57,7	51,8	45,1 - 59,4
Europa	45,2	43,1 - 47,4	48,4	46,6 - 50,2

* Supervivencia relativa sin estandarizar por edad. ** Elaboración propia.

Linfomas no Hodgkin. Supervivencia relativa (%) en los primeros cinco años desde el diagnóstico. Navarra 1990-94

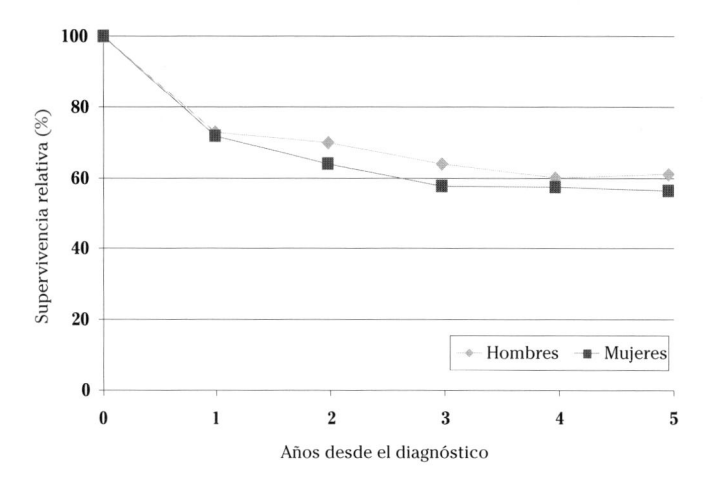

ENFERMEDAD DE HODGKIN (201)

En el periodo 1990-94, se diagnosticaron 34 casos de enfermedad de Hodgkin en varones y 30 en mujeres. Representan el 0,6% de los cánceres en ambos sexos. Las tasas de incidencia de Navarra en el periodo 1990-94 fueron de 2,2 y 1,7 casos por 100.000 entre los hombres y mujeres y las de mortalidad de 0,6 y 0,2. En la Unión Europea[15], las tasas de incidencia en el año 1996 fueron de 2,6 y 2,3 casos por 100.000 y las de mortalidad de 0,5 y 0,4 por 100.000, muy similares a las observadas en Navarra.

Los datos de la tabla muestran un descenso claro de las tasas de mortalidad en ambos sexos entre el periodo 1980-84 y el periodo 1990-94 en Navarra. Esto mismo se ha observado en muchos países y se atribuye a los importantes incrementos de la supervivencia debidos al uso de regímenes combinados de quimioterapia y radioterapia[21].

Incidencia y mortalidad por enfermedad de Hodgkin en Navarra. Periodo 1980-94

Tasas medias anuales por 100.000 habitantes ajustadas a la población mundial y número de casos del quinquenio. Porcentaje de cambio entre 1990-94 respecto a 1980-84.

	Incidencia				Mortalidad			
	1980-84	1985-89	1990-94	% cambio	1980-84	1985-89	1990-94	% cambio
Hombres								
Tasa Ajustada (M)	2,7	2,8	2,2	-18,5	1,1	1,1	0,6	-45,5
Nº de casos	(38)	(44)	(34)		(16)	(17)	(10)	
Mujeres								
Tasa Ajustada (M)	1,2	1,7	1,7	41,7	0,7	0,4	0,2	-71,4
Nº de casos	(18)	(27)	(30)		(14)	(8)	(8)	

* Tasa Ajustada (M): Tasa Ajustada a la población mundial.

Supervivencia

Del total de 129 pacientes de 15 años o más diagnosticados en ambos periodos, para el estudio de la supervivencia se han incluido 127, el 98,5%.

La supervivencia relativa al primer año de los pacientes mayores de 14 años con enfermedad de Hodgkin diagnosticados en Navarra en el periodo 1990-94 fue de 71,8% y a los 5 años del diagnóstico de 64%. La supervivencia de los hombres y mujeres de Navarra se encuentra en torno a la media europea como se observa en la tabla, donde se muestran la supervivencia relativa en pacientes diagnosticados entre 1985-89 en diferentes países europeos. Los datos de EUROCARE han constatado poca variabilidad en la supervivencia de los pacientes procedentes de los países del oeste europeo y sí han señalado una menor supervivencia en los pacientes procedentes de países del este de Europa.

El estudio EUROCARE, desarrollado entre 1978 y 1994, ha mostrado incrementos de la supervivencia y lo mismo ha sido descrito en los Estados Unidos donde se ha documentado la impresionante mejora de las tasas de supervivencia que han pasado del 30% en los años 50 a cifras en torno al 80% en la década de los 90[32].

Los datos de Navarra no dejan entrever una mejora de la supervivencia cuando se comparan los datos de los pacientes diagnosticados en el quinquenio 1985-89 y 1990-94 aunque hay que tener en cuenta la variabilidad debido el bajo número de casos en estudio y también el hecho de que los pacientes de 1985-89 son más jóvenes lo que ha podido influir en la tasa de supervivencia relativa (no ajustada por edad).

Navarra. Enfermedad de Hodgkin. Supervivencia observada y relativa (%) por grupos de edad.
(Número de casos entre paréntesis).

Periodo: 1985-89

	15-44		45-54		55-64		65-74		75-99		TOTAL	
	Obs.	Rel.	Obs.	Rel.	Obs.	Rel.	Obs.	Rel.	Obs.	Rel.	Obs.	Rel.
Hombres	(21)		(5)		(7)		(7)		(2)		(42)	
1 año	100,0	100,0	80,0	80,3	71,4	72,2	57,1	59,0	0	0	80,9	81,9
3 año	95,2	95,6	80,0	81,2	57,1	59,4	42,8	47,6	-	-	73,8	76,6
5 año	90,4	91,2	80,0	82,1	42,8	46,0	28,5	34,4	-	-	66,6	71,2
Mujeres	(17)		(2)		(3)		(1)		(3)		(26)	
1 año	94,1	94,1	100,0	100,0	100,0	100,0	100,0	100,0	33,3	36,1	88,4	89,4
3 año	88,2	88,3	100,0	100,0	100,0	100,0	100,0	100,0	33,3	43,2	84,6	87,3
5 año	82,3	82,5	100,0	100,0	66,6	67,8	100,0	100,0	0	0	73,0	77,4
Totales	(38)		(7)		(10)		(8)		(5)		(68)	
1 año	97,4	97,5	85,7	86,0	80,0	80,8	62,5	64,5	20,0	21,6	83,8	84,8
3 año	92,1	92,4	85,7	86,8	70,0	72,1	50,0	55,3	20,0	25,9	77,9	80,8
5 año	86,8	87,3	85,7	87,6	50,0	52,9	37,5	44,8	0	0	69,1	73,5

Periodo: 1990-94

	15-44		45-54		55-64		65-74		75-99		TOTAL	
	Obs.	Rel.	Obs.	Rel.	Obs.	Rel.	Obs.	Rel.	Obs.	Rel.	Obs.	Rel.
Hombres	(15)		(4)		(6)		(5)		(1)		(31)	
1 año	93,3	93,4	50,0	50,1	50,0	50,4	80,0	82,3	-	-	74,1	74,8
3 año	93,3	93,7	50,0	50,5	33,3	34,4	40,0	43,8	-	-	64,5	66,4
5 año	93,3	94,1	50,0	50,9	33,3	35,3	40,0	47,0	-	-	64,5	67,9
Mujeres	(14)		(4)		(1)		(5)		(4)		(28)	
1 año	100,0	100,0	75,0	75,1	0	0	40,0	40,5	0	0	67,8	68,3
3 año	92,8	92,9	75,0	75,4	-	-	20,0	21,0	-	-	60,7	62,2
5 año	85,7	85,9	75,0	75,7	-	-	20,0	21,9	-	-	57,1	59,7
Totales	(29)		(8)		(7)		(10)		(5)		(59)	
1 año	96,6	96,7	62,5	62,7	42,9	43,2	60,0	61,3			71,2	71,8
3 año	93,1	93,4	62,5	63,0	28,6	29,4	30,0	32,2			62,7	64,5
5 año	89,7	90,2	62,5	63,4	28,6	30,2	30,0	33,9			61,0	64,0

Europa 1985-89. Enfermedad de Hodgkin. Supervivencia relativa (%) estandarizada por edad.
(Fuente: EUROCARE 2-Study)

	HOMBRES		MUJERES	
	5 año	IC del 95%	5 año	IC del 95%
Navarra*	71,2	57,3 - 88,5	77,4	61,0 - 98,2
País Vasco*	67,2	54,9 - 78,3	61,9	47,6 - 75,2
Mallorca*	98,3	62,5 - 108,4	89,6	64,2 - 99,5
Tarragona*	71,3	53,1 - 85,9	52,4	28,8 - 76,2
Navarra**	-	-	-	-
España	-	-	68,0	60,4 - 76,5
Dinamarca	68,6	64,4 - 73,2	74,4	72,0 - 77,0
Francia	70,2	63,3 - 77,8	85,3	78,2 - 93,1
Holanda	75,9	64,6 - 89,2	-	-
Inglaterra	69,7	67,4 - 71,9	74,4	72,0 - 77,0
Italia	70,0	65,5 - 74,7	71,4	67,1 - 76,0
Suecia	73,7	65,9 - 82,4	70,6	62,4 - 79,8
Suiza	75,6	67,8 - 84,7	76,4	67,2 - 86,8
Europa	70,7	67,8 - 73,7	73,1	70,4 - 75,9

* Supervivencia relativa sin estandarizar por edad. ** Elaboración propia.

Enfermedad de Hodgkin. Supervivencia relativa (%) en los primeros cinco años desde el diagnóstico. Navarra 1990-94

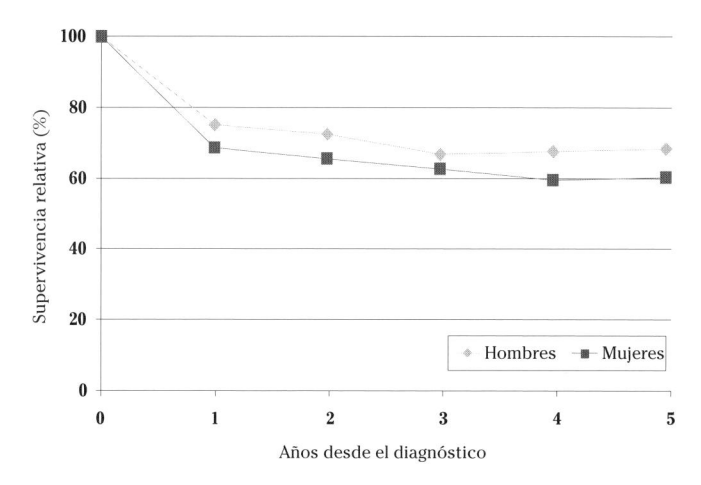

MIELOMA MÚLTIPLE (203)

EL mieloma múltiple representa aproximadamente el 1,3% de los cánceres diagnosticados entre los hombres y el 1,6% en las mujeres de Navarra en el periodo 1990-94 (media anual de 14 casos en hombres y mujeres).

En Navarra se ha observado un incremento de las tasas de incidencia y mortalidad en el periodo 1980-94, que también ha sido descrito en otros países y que se ha atribuido, al menos en parte, a un mejor diagnóstico y a una mejora en la certificación de las causas de defunción[17].

Incidencia y mortalidad por Mieloma múltiple en Navarra. Periodo 1980-94

Tasas medias anuales por 100.000 habitantes ajustadas a la población mundial y número de casos del quinquenio. Porcentaje de cambio entre 1990-94 respecto a 1980-84.

	Incidencia				Mortalidad			
	1980-84	1985-89	1990-94	% cambio	1980-84	1985-89	1990-94	% cambio
Hombres								
Tasa Ajustada (M)	2,1	2,6	3,1	47,6	1,1	2,0	2,2	100,0
Nº de casos	(37)	(51)	(68)		(19)	(41)	(50)	
Mujeres								
Tasa Ajustada (M)	1,2	1,7	2,2	83,3	0,8	0,9	1,4	75
Nº de casos	(27)	(43)	(67)		(19)	(24)	(47)	

*Tasa Ajustada (M): Tasa Ajustada a la población mundial.

Supervivencia

En el análisis de supervivencia se incluyeron 181 pacientes diagnosticados en los periodos 1985-89 y 1990-94 y seguidos hasta finales de 1999, que suponen un 83% del total de los pacientes registrados. Se excluyeron el 17% por ser conocidos por el certificado de defunción o por la autopsia.

La supervivencia relativa de los varones diagnosticados de mieloma en el periodo 1990-94 fue del 73,6 % en el primer año y del 28% a los 5 años. Entre las mujeres y para el mismo periodo la supervivencia fue del 85,4% en el primer año y del 33,8% a los 5 años. La supervivencia observada en Navarra es muy similar a la encontrada por el programa SEER en los Estados Unidos en el periodo 1986-90 (de un 30% a los 5 años en los varones y de 28% entre las mujeres).

Los datos procedentes del estudio EUROCARE para los pacientes diagnosticados entre 1990-94 cifran la tasa media de supervivencia relativa a los 5 años en 32% en los hombres y 34% en las mujeres[82]; este estudio ha encontrado una gran variabilidad en las tasas de los diferentes países que los autores atribuyen, con mucha probabilidad, a la utilización de diferentes criterios de clasificación e inclusión de los mielomas múltiples.

Navarra. Mieloma múltiple. Supervivencia observada y relativa (%) por grupos de edad.
(Número de casos entre paréntesis).

Periodo: 1985-89

	15-44		45-54		55-64		65-74		75-99		TOTAL	
	Obs.	Rel.	Obs.	Rel.	Obs.	Rel.	Obs.	Rel.	Obs.	Rel.	Obs.	Rel.
Hombres	(2)		(3)		(12)		(17)		(8)		(42)	
1 año	100,0	100,0	66,6	66,9	83,3	84,2	76,4	78,8	62,5	69,7	76,1	79,0
3 año	100,0	100,0	66,6	67,5	66,6	69,1	35,2	39,0	37,5	52,2	50,0	55,8
5 año	100,0	100,0	33,3	34,1	50,0	53,3	17,6	21,1	12,5	22,3	30,9	37,3
Mujeres	(2)		(2)		(7)		(13)		(12)		(36)	
1 año	100,0	100,0	100,0	100,0	71,4	71,8	69,2	70,1	58,3	61,6	69,4	71,1
3 año	50,0	50,1	-	-	42,8	43,6	46,1	48,3	25,0	29,6	36,1	38,9
5 año	50,0	50,1	-	-	42,8	44,1	30,7	33,5	25,0	33,8	30,5	34,8
Totales	(4)		(5)		(19)		(30)		(20)		(78)	
1 año	100,0	100,0	80,0	80,3	78,9	79,7	73,3	75,0	60,0	64,8	73,1	75,4
3 año	75,0	75,3	40,0	40,5	57,9	59,6	40,0	43,2	30,0	37,8	43,6	47,9
5 año	75,0	75,6	20,0	20,4	47,4	49,9	23,3	26,8	20,0	29,9	30,8	36,1

Periodo: 1990-94

	15-44		45-54		55-64		65-74		75-99		TOTAL	
	Obs.	Rel.	Obs.	Rel.	Obs.	Rel.	Obs.	Rel.	Obs.	Rel.	Obs.	Rel.
Hombres	(4)	(4)	(10)	(20)	(14)	(52)						
1 año	100,0	100,0	75,0	75,3	80,0	80,8	65,0	66,8	64,2	69,7	71,1	73,6
3 año	100,0	100,0	50,0	50,6	60,0	62,2	30,0	32,9	14,2	18,7	38,4	43,0
5 año	100,0	100,0	25,0	25,6	30,0	32,0	20,0	23,6	-	-	23,0	28,1
Mujeres	(2)		(4)		(8)		(13)		(24)		(51)	
1 año	100,0	100,0	100,0	100,0	75,0	75,3	76,9	77,9	83,3	89,4	82,3	85,4
3 año	100,0	100,0	75,0	75,3	62,5	63,3	61,5	64,2	37,5	47,4	52,9	59,6
5 año	100,0	100,0	50,0	50,4	37,5	38,3	30,7	33,3	12,5	19,2	27,4	33,8
Totales	(6)		(8)		(18)		(33)		(38)		(103)	
1 año	100,0	100,0	87,5	87,8	77,8	78,4	69,7	71,3	76,3	82,2	76,7	79,5
3 año	100,0	100,0	62,5	63,1	61,1	62,7	62,4	45,6	28,9	37,1	45,6	51,2
5 año	100,0	100,0	37,5	38,1	33,3	35,0	24,2	27,6	7,9	12,5	25,2	30,8

Europa 1985-89. Mieloma múltiple. Supervivencia relativa (%) estandarizada por edad.
(Fuente: EUROCARE 2-Study)

	HOMBRES		MUJERES	
	5 año	IC del 95%	5 año	IC del 95%
Navarra*	37,3	23,5 - 59,1	34,8	21,0 - 57,5
País Vasco*	45,5	32,4 - 60,5	28,2	18,1 - 41,6
Mallorca*	61,4	37,6 - 85,0	44,3	25,0 - 67,7
Tarragona*	20,0	11,0 - 34,3	34,8	21,4 - 52,2
Navarra**	31,4	13,5 - 49,3	-	-
España	40,5	31,2 - 52,6	31,1	24,5 - 39,6
Dinamarca	22,6	19,0 - 26,8	22,1	18,6 - 26,1
Francia	-	-	29,8	23,1 - 38,5
Holanda	25,4	15,6 - 41,4	29,4	20,3 - 42,5
Inglaterra	19,7	17,8 - 21,2	21,6	20,0 - 23,4
Italia	29,7	25,6 - 34,6	30,4	26,4 - 35,1
Suecia	32,9	26,4 - 40,9	39,7	32,8 - 47,9
Suiza	28,8	18,2 - 45,5	37,0	26,1 - 52,4
Europa	28,7	25,8 - 31,8	26,8	24,5 - 29,3

* Supervivencia relativa sin estandarizar por edad. ** Elaboración propia.

Mieloma. Supervivencia relativa (%) en los primeros cinco años desde el diagnóstico. Navarra 1990-94

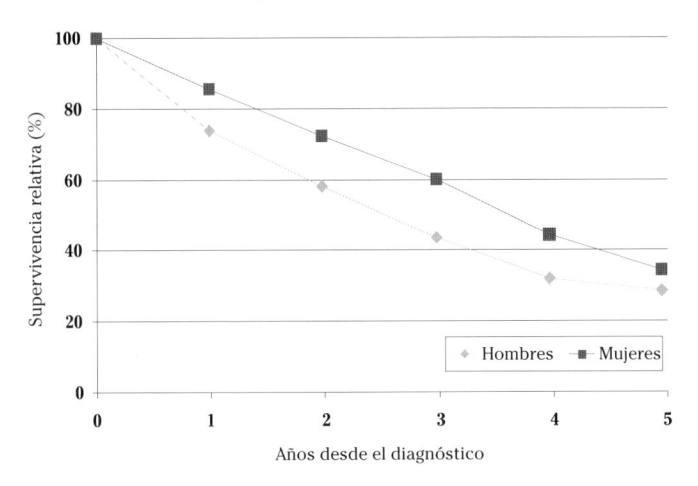

LEUCEMIAS (204-208)

Las leucemias son un grupo de cánceres diversos desde el punto de vista clínico, biológico y etiológico. Las leucemias especificadas representan en el periodo 1990-94 en torno al 80% de los casos de leucemia incidentes registrados en Navarra pero sólo el 56,2% de los casos mortales (ver tabla).

Las tasas de incidencia de Navarra en el periodo 1990-94, de 8,2 y 5,1 casos por 100.000 entre los hombres y mujeres, eran muy similares a las tasas medias estimadas en la Unión Europea, de 8,6 y 5,5 en el año 1996. En cuanto a los datos de mortalidad, las tasas de 5,2 y 3,7 muertes por 100.000 registradas en Navarra son igualmente muy similares a las observadas en la Unión Europea, 5,3 y 3,4 entre los hombres y mujeres[15]. Los datos de mortalidad de Navarra muestran igualmente una gran similitud con lo registrado en España[15].

Incidencia y mortalidad por leucemias en Navarra. Periodo 1980-94

Tasas medias anuales por 100.000 habitantes ajustadas a la población mundial y número de casos del quinquenio. Porcentaje de cambio entre 1990-94 respecto a 1980-84.

Hombres	Incidencia				Mortalidad			
	1980-84	1985-89	1990-94	% cambio	1980-84	1985-89	1990-94	% cambio
Leucemias								
Tasa Ajustada (M)	8,4	8,7	8,2	-2,4	6,4	6,4	5,2	-18,7
Nº de casos	(129)	(142)	(153)		(102)	(107)	(100)	
Leucemia linfoide								
Tasa Ajustada (M)	4,0	3,6	3,8	-5,0	1,7	2,1	1,3	-23,5
Nº de casos	(59)	(59)	(65)		(25)	(38)	(24)	
Leucemia mieloide								
Tasa Ajustada (M)	3,5	3,7	3,3	-5,7	2,3	2,5	1,5	-34,8
Nº de casos	(55)	(57)	(63)		(36)	(40)	(29)	
Leucemia monocítica								
Tasa Ajustada (M)	0,1	0,3	0,0	-100,0	0,0	0,2	0,0	0,0
Nº de casos	(1)	(5)	(0)		(1)	(3)	(0)	
Leucemia inespecíficas								
Tasa Ajustada (M)	0,7	1,0	1,1	57,1	2,4	1,6	2,4	0,0
Nº de casos	(12)	(16)	(25)		(40)	(26)	(47)	

Mujeres	Incidencia				Mortalidad			
	1980-84	1985-89	1990-94	% cambio	1980-84	1985-89	1990-94	% cambio
Leucemias								
Tasa Ajustada (M)	5,5	5,0	5,1	-7,3	2,5	3,0	3,7	48
Nº de casos	(90)	(87)	(105)		(56)	(68)	(85)	
Leucemia linfoide								
Tasa Ajustada (M)	2,6	2,6	2,3	-11,5	0,6	0,8	0,8	33,3
Nº de casos	(40)	(44)	(44)		(9)	(23)	(24)	
Leucemia mieloide								
Tasa Ajustada (M)	2,0	1,5	2,0	0,0	1,0	1,1	1,4	40,0
Nº de casos	(32)	(28)	(42)		(16)	(21)	(27)	
Leucemia monocítica								
Tasa Ajustada (M)	0,1	0,1	0,0	-100,0	0,0	0,1	0,0	0,0
Nº de casos	(1)	(2)	(1)		(0)	(1)	(0)	
Otras leucemias								
Tasa Ajustada (M)	0,2	0,1	0,0	-100,0	0,1	0,1	0,0	-100,0
Nº de casos	(3)	(1)	(0)		(1)	(1)	(0)	

Leucemia inespecíficas

Tasa Ajustada (M)	0,6	0,7	0,8	33,3	1,8	0,9	1,5	-16,7
Nº de casos	(14)	(12)	(18)		(30)	(22)	(34)	

*Tasa Ajustada (M): Tasa Ajustada a la población mundial.

Supervivencia

Del total de los pacientes mayores de 14 años registrados durante los años 1985-94 con leucemia, para el estudio de supervivencia se han incluido 349, que suponen el 82,9% de los pacientes diagnosticados de este cáncer. El resto fueron excluidos por ser conocidos sólo por el certificado de defunción o a través de la autopsia.

Algunos tipos de leucemias responden mejor que otros a los regímenes de quimioterapia que se han introducido desde los años 70, por lo que las supervivencias varían[17]. Se presentan los datos globales para todas los pacientes con leucemia y a continuación 4 tablas que recogen datos desagregados para los pacientes con leucemia linfoide aguda y crónica, leucemia mieloide aguda y crónica. El bajo número de casos imposibilita cualquier comparación entre quinquenios e incluso las comparaciones de los datos de Navarra con las publicadas por otros estudios.

La supervivencia relativa al año de los adultos diagnosticados de leucemia en Navarra en el periodo 1990-94 fue de 69,4% y a los 5 años de 46,2%. La supervivencia a los 5 años presentó importantes variaciones según el tipo: leucemia linfoide crónica (73,1%), leucemia mieloide crónica (37%), mientras que las formas agudas no alcanzaron la supervivencia de 25% a los 5 años.

La supervivencia observada en Navarra es muy similar a la media observada en el estudio EUROCARE (33% y 35%, en los hombres y mujeres diagnosticados entre 1985-89). En los Estados Unidos, el programa SEER encontró que la supervivencia para el conjunto de pacientes con leucemia en el periodo 1986-90 era de un 41% a los 5 años en los varones y de 38% entre las mujeres[17].

Las comparaciones realizadas por el estudio EUROCARE han mostrado un incremento del 7% de la supervivencia para los pacientes con leucemia, cuando se comparan los periodos 1990-94 vs 1983-85.

Navarra. Leucemias. Supervivencia observada y relativa (%) por grupos de edad.
(Número de casos entre paréntesis).

Periodo: 1985-89

	15-44		45-54		55-64		65-74		75-99		TOTAL	
	Obs.	Rel.	Obs.	Rel.	Obs.	Rel.	Obs.	Rel.	Obs.	Rel.	Obs.	Rel.
Hombres	(16)		(9)		(25)		(27)		(28)		(105)	
1 año	75,0	75,1	55,5	55,8	72,0	72,8	59,2	61,1	64,2	70,4	65,7	68,1
3 año	56,2	56,5	55,5	56,3	48,0	49,9	44,4	49,3	50,0	67,4	49,5	55,3
5 año	50,0	50,3	55,5	57,0	40,0	43,0	33,3	40,1	25,0	42,5	37,1	44,9
Mujeres	(10)		(7)		(18)		(18)		(19)		(72)	
1 año	60,0	60,0	85,7	85,8	72,2	72,5	77,7	78,7	47,3	50,5	66,6	68,1
3 año	30,0	30,0	85,7	86,2	55,5	56,4	55,5	57,9	36,8	45,7	50,0	53,5
5 año	30,0	30,1	71,4	72,2	44,4	45,7	27,7	29,9	21,0	30,8	34,7	39,0
Totales	(26)		(16)		(43)		(45)		(47)		(177)	
1 año	69,2	69,3	68,7	69,0	72,1	72,8	66,7	68,3	57,4	62,3	66,1	68,1
3 año	46,2	46,3	68,7	69,5	51,2	52,7	48,9	52,9	44,7	58,2	49,7	54,6
5 año	42,3	42,6	62,5	63,7	41,9	44,2	31,1	35,8	23,4	37,4	36,2	42,5

Periodo: 1990-94

	15-44		45-54		55-64		65-74		75-99		TOTAL	
	Obs.	Rel.	Obs.	Rel.	Obs.	Rel.	Obs.	Rel.	Obs.	Rel.	Obs.	Rel.
Hombres	(16)		(8)		(21)		(30)		(29)		(104)	
1 año	75,0	75,1	75,0	75,3	76,1	77,0	66,6	68,6	65,5	71,6	70,1	72,7
3 año	56,2	56,5	50,0	50,8	57,1	59,3	50,0	54,9	41,3	55,6	50,0	56,0
5 año	56,2	56,7	37,5	38,6	47,6	50,9	36,6	43,5	34,4	58,8	41,3	50,3
Mujeres	(7)		(7)		(11)		(18)		(25)		(68)	
1 año	57,1	57,1	57,1	57,2	81,8	82,2	83,3	84,3	44,0	45,5	63,2	64,3
3 año	57,1	57,2	28,5	28,7	72,7	73,8	55,5	57,7	28,0	31,6	45,5	48,2
5 año	57,1	57,3	28,5	28,8	63,6	65,4	38,8	41,8	20,0	25,2	36,7	40,8
Totales	(23)		(15)		(32)		(48)		(54)		(172)	
1 año	69,6	69,7	66,7	66,9	78,1	78,9	72,9	74,6	55,6	59,2	67,4	69,4
3 año	56,5	56,8	40,0	40,4	62,5	64,4	52,1	56,1	35,2	43,5	48,3	52,8
5 año	56,5	56,9	33,3	34,0	53,1	56,1	37,5	42,9	27,8	41,1	39,5	46,2

Europa 1985-89. Leucemias. Supervivencia relativa (%) estandarizada por edad.
(Fuente: EUROCARE 2-Study)

	HOMBRES		MUJERES	
	5 año	IC del 95%	5 año	IC del 95%
Navarra*	44,9	34,8 - 57,9	39,0	28,2 - 53,9
País Vasco*	41,4	33,7 - 49,9	37,9	28,2 - 49,2
Mallorca*	41,5	26,1 - 60,5	32,5	18,5 - 51,5
Tarragona*	38,6	29,5 - 49,0	39,9	27,8 - 54,0
Navarra**	44,3	32,1 - 56,5	36,9	24,3 - 49,4
España	39,2	33,5 - 45,9	39,8	33,4 - 47,5
Dinamarca	28,5	26,0 - 31,2	26,5	23,8 - 29,4
Francia	44,9	39,6 - 51,0	50,2	44,3 - 56,8
Holanda	30,1	22,5 - 40,2	36,2	27,3 - 48,0
Inglaterra	27,9	26,5 - 29,4	29,2	27,6 - 30,8
Italia	24,0	21,3 - 27,0	30,0	26,8 - 33,6
Suecia	32,2	27,5 - 37,7	33,5	27,9 - 40,3
Suiza	43,5	36,1 - 52,5	35,9	27,9 - 46,4
Europa	33,5	31,3 - 35,8	35,3	33,2 - 37,4

* Supervivencia relativa sin estandarizar por edad. ** Elaboración propia.

Leucemia. Supervivencia relativa (%) en los primeros cinco años desde el diagnóstico. Navarra 1990-94

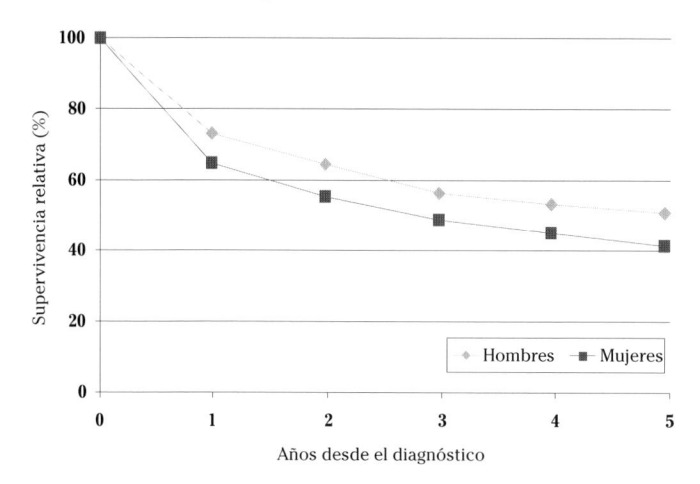

Navarra. Leucemia linfoide aguda. Supervivencia observada y relativa (%) por grupos de edad.
(Número de casos entre paréntesis).

Periodo: 1985-89

	15-44		45-54		55-64		65-74		75-99		TOTAL	
	Obs.	Rel.	Obs.	Rel.	Obs.	Rel.	Obs.	Rel.	Obs.	Rel.	Obs.	Rel.
Hombres	(3)	(-)	(-)	(1)	(-)	(4)						
1 año	0	0	-	-	-	-	-	-	-	-	0	0
3 año	-	-	-	-	-	-	-	-	-	-	-	-
5 año	-	-	-	-	-	-	-	-	-	-	-	-
Mujeres	(1)		(-)		(2)		(-)		(1)		(4)	
1 año	100,0	100,0	-	-	100,0	100,0	-	-	0	0	75,0	75,7
3 año	100,0	100,0	-	-	50,0	50,5	-	-	-	-	50,0	51,4
5 año	100,0	100,0	-	-	50,0	50,9	-	-	-	-	50,0	52,6
Totales	(4)		(-)		(2)		(1)		(1)		(8)	
1 año	25,0	25,0	-	-	100,0	100,0	-	-	0	0	37,5	37,9
3 año	25,0	25,1	-	-	50,0	50,5	-	-	-	-	25,0	25,8
5 año	25,0	25,1	-	-	50,0	50,9	-	-	-	-	25,0	26,4

Periodo: 1990-94

	15-44		45-54		55-64		65-74		75-99		TOTAL	
	Obs.	Rel.	Obs.	Rel.	Obs.	Rel.	Obs.	Rel.	Obs.	Rel.	Obs.	Rel.
Hombres	(3)		(-)		(3)		(3)		(-)		(9)	
1 año	100,0	100,0	-	-	33,3	33,8	66,6	68,6	-	-	66,6	67,7
3 año	33,3	33,5	-	-	33,3	35,0	33,3	36,6	-	-	33,3	35,0
5 año	33,3	33,6	-	-	-	-	33,3	39,6	-	-	22,2	24,2
Mujeres	(-)		(-)		(-)		(1)		(-)		(1)	
1 año	-	-	-	-	-	-	100,0	100,0	-	-	100,0	100,0
3 año	-	-	-	-	-	-	-	-	-	-	-	-
5 año	-	-	-	-	-	-	-	-	-	-	-	-
Totales	(3)		(-)		(3)		(4)		(-)		(10)	
1 año	100,0	100,0	-	-	33,3	33,8	75,0	77,0	-	-	70,0	71,1
3 año	33,3	33,5	-	-	33,3	35,0	25,0	27,3	-	-	30,0	31,6
5 año	33,3	33,6	-	-	-	-	25,0	29,1	-	-	20,0	21,9

Europa 1985-89. Leucemia linfoide aguda. Supervivencia relativa (%) estandarizada por edad.
(Fuente: EUROCARE 2-Study)

	HOMBRES		MUJERES	
	5 año	IC del 95%	5 año	IC del 95%
Navarra*	-	-	52,6	19,3 - 142,9
País Vasco*	30,1	14,3 - 54,1	27,2	11,1 - 52,9
Mallorca*	41,4	7,6 - 98,5	100,0	100,0 - 100,0
Tarragona*	30,1	10,8 - 62,5	19,3	3,5 - 65,2
Navarra**	-	-	-	-
España	23,8	14,0 - 40,2	28,2	15,2 - 52,5
Dinamarca	25,2	17,0 - 37,3	13,2	6,5 - 26,8
Francia	-	-	36,8	18,8 - 71,8
Holanda	-	-	24,4	9,1 - 65,0
Inglaterra	21,6	17,9 - 26,0	28,4	23,2 - 34,7
Italia	20,8	13,6 - 31,9	21,2	12,9 - 34,7
Suecia	33,8	23,9 - 47,8	32,3	16,7 - 62,5
Suiza	-	-	19,6	6,7 - 57,2
Europa	23,0	17,9 - 29,6	29,4	22,3 - 38,9

* Supervivencia relativa sin estandarizar por edad. ** Elaboración propia.

Navarra. Leucemia linfoide crónica. Supervivencia observada y relativa (%) por grupos de edad.
(Número de casos entre paréntesis).

Periodo: 1985-89

	15-44 Obs.	15-44 Rel.	45-54 Obs.	45-54 Rel.	55-64 Obs.	55-64 Rel.	65-74 Obs.	65-74 Rel.	75-99 Obs.	75-99 Rel.	TOTAL Obs.	TOTAL Rel.
Hombres	(2)	(3)	(12)	(12)	(19)	(48)						
1 año	100,0	100,0	66,6	66,9	83,3	84,4	100,0	100,0	78,9	87,2	85,4	89,8
3 año	100,0	100,0	66,6	67,6	66,6	69,5	91,6	100,0	63,1	87,5	72,9	85,3
5 año	100,0	100,0	66,6	68,4	58,3	63,0	75,0	89,3	26,3	47,0	52,0	68,0
Mujeres	(1)		(4)		(8)		(9)		(9)		(31)	
1 año	100,0	100,0	100,0	100,0	100,0	100,0	100,0	100,0	88,8	93,6	96,7	98,7
3 año	100,0	100,0	100,0	100,0	75,0	76,3	77,7	81,1	66,6	78,9	77,4	82,6
5 año	100,0	100,0	75,0	75,9	62,5	64,5	44,4	47,9	33,3	45,7	51,6	58,0
Totales	(3)		(7)		(20)		(21)		(28)		(79)	
1 año	100,0	100,0	85,7	86,0	90,0	90,9	100,0	100,0	82,1	89,4	89,9	93,4
3 año	100,0	100,0	85,7	86,6	70,0	72,3	85,7	92,3	64,3	84,5	74,7	84,2
5 año	100,0	100,0	71,4	72,8	60,0	63,6	61,9	70,6	28,6	46,6	51,9	63,8

Periodo: 1990-94

	15-44 Obs.	15-44 Rel.	45-54 Obs.	45-54 Rel.	55-64 Obs.	55-64 Rel.	65-74 Obs.	65-74 Rel.	75-99 Obs.	75-99 Rel.	TOTAL Obs.	TOTAL Rel.
Hombres	(-)		(2)		(9)		(13)		(17)		(41)	
1 año	-	-	100,0	100,0	100,0	100,0	92,3	95,1	88,2	95,3	92,6	96,8
3 año	-	-	100,0	100,0	88,8	92,2	76,9	84,9	64,7	84,0	75,6	87,3
5 año	-	-	100,0	100,0	77,7	83,2	61,5	73,6	52,9	85,3	63,4	81,8
Mujeres	(1)		(1)		(8)		(9)		(11)		(30)	
1 año	100,0	100,0	100,0	100,0	100,0	100,0	100,0	100,0	72,7	75,0	90,0	91,5
3 año	100,0	100,0	100,0	100,0	87,5	88,9	77,7	81,3	45,4	50,7	70,0	74,1
5 año	100,0	100,0	100,0	100,0	75,0	77,1	55,5	60,4	36,3	45,0	56,6	63,1
Totales	(1)		(3)		(17)		(22)		(28)		(71)	
1 año	100,0	100,0	100,0	100,0	100,0	100,0	95,5	97,7	82,1	87,2	91,5	94,6
3 año	100,0	100,0	100,0	100,0	88,2	90,7	77,3	83,4	57,1	69,8	73,2	81,5
5 año	100,0	100,0	100,0	100,0	76,5	80,3	59,1	67,9	46,4	67,0	60,6	73,1

Europa 1985-89. Leucemia linfoide crónica. Supervivencia relativa (%) estandarizada por edad.
(Fuente: EUROCARE 2-Study)

	HOMBRES 5 año	HOMBRES IC del 95%	MUJERES 5 año	MUJERES IC del 95%
Navarra*	68,0	51,5 - 89,7	58,0	40,9 - 82,2
País Vasco*	84,6	68,8 - 98,5	76,2	56,5 - 93,5
Mallorca*	62,4	34,7 - 91,5	66,2	28,5 - 103,9
Tarragona*	58,7	42,3 - 75,6	82,0	57,9 - 99,5
Navarra**	-	-	-	-
España	66,0	55,3 - 78,7	71,6	60,9 - 84,1
Dinamarca	44,6	40,2 - 49,4	50,8	45,8 - 56,4
Francia	76,4	66,4 - 87,8	82,8	73,5 - 93,2
Holanda	67,4	47,9 - 94,9	84,6	65,0 - 110,1
Inglaterra	49,9	47,1 - 52,9	57,3	54,3 - 60,6
Italia	48,4	42,1 - 55,6	63,3	56,9 - 70,5
Suecia	49,7	42,0 - 58,9	-	-
Suiza	67,7	54,6 - 83,9	74,9	58,6 - 95,7
Europa	60,9	56,6 - 65,4	67,1	63,2 - 71,2

* Supervivencia relativa sin estandarizar por edad. ** Elaboración propia.

Navarra. Leucemia mieloide aguda. Supervivencia observada y relativa (%) por grupos de edad.
(Número de casos entre paréntesis).

Periodo: 1985-89

	15-44		45-54		55-64		65-74		75-99		TOTAL	
	Obs.	Rel.	Obs.	Rel.	Obs.	Rel.	Obs.	Rel.	Obs.	Rel.	Obs.	Rel.
Hombres	(3)		(2)		(5)		(5)		(1)		(16)	
1 año	100,0	100,0	50,0	50,2	40,0	40,4	-	-	-	-	37,5	38,1
3 año	33,3	33,4	50,0	50,6	-	-	-	-	-	-	12,5	13,2
5 año	33,3	33,5	50,0	51,1	-	-	-	-	-	-	12,5	13,7
Mujeres	(2)		(2)		(4)		(3)		(6)		(17)	
1 año	50,0	50,0	50,0	50,0	50,0	50,3	66,6	67,3	0	0	35,2	36,7
3 año	-	-	50,0	50,2	50,0	50,9	33,3	34,4	-	-	23,5	26,6
5 año	-	-	50,0	50,4	50,0	51,7	-	-	-	-	17,6	21,6
Totales	(5)		(4)		(9)		(8)		(3)		(33)	
1 año	80,0	80,1	50,0	50,2	44,4	44,9	25,0	25,6	0	0	36,4	37,4
3 año	20,0	20,1	50,0	50,4	22,2	22,9	12,5	13,5	-	-	18,2	19,9
5 año	20,0	20,1	50,0	50,8	22,2	23,5	-	-	-	-	15,2	17,6

Periodo: 1990-94

	15-44		45-54		55-64		65-74		75-99		TOTAL	
	Obs.	Rel.	Obs.	Rel.	Obs.	Rel.	Obs.	Rel.	Obs.	Rel.	Obs.	Rel.
Hombres	(9)		(3)		(3)		(5)		(4)		(24)	
1 año	66,6	66,7	33,3	33,4	33,3	33,6	20,0	20,5	25,0	27,3	41,6	42,5
3 año	55,5	55,8	-	-	-	-	-	-	-	-	20,8	22,3
5 año	55,5	56,0	-	-	-	-	-	-	-	-	20,8	23,4
Mujeres	(4)		(2)		(2)		(5)		(8)		(21)	
1 año	50,0	50,0	0	0	-	-	60,0	60,5	12,5	12,9	28,5	29,0
3 año	50,0	50,0	-	-	-	-	40,0	41,3	12,5	14,2	23,8	25,2
5 año	50,0	50,1	-	-	-	-	40,0	42,4	12,5	15,9	23,8	26,4
Totales	(13)		(5)		(5)		(10)		(12)		(45)	
1 año	61,5	61,6	20,0	20,1	20,0	20,1	40,0	40,7	16,7	17,6	35,6	36,3
3 año	53,8	54,1	-	-	-	-	20,0	21,1	8,3	10,0	22,2	23,7
5 año	53,8	54,2	-	-	-	-	20,0	22,1	8,3	12,0	22,2	24,8

Europa 1985-89. Leucemia mieloide aguda. Supervivencia relativa (%) estandarizada por edad.
(Fuente: EUROCARE 2-Study)

	HOMBRES		MUJERES	
	5 año	IC del 95%	5 año	IC del 95%
Navarra*	13,7	3,6 - 51,7	21,6	7,5 - 61,5
País Vasco*	13,5	5,9 - 28,4	16,5	5,8 - 39,2
Mallorca*	28,1	10,0 - 59,7	13,8	3,9 - 39,8
Tarragona*	21,5	8,7 - 45,6	0,0	0,0 - 0,0
Navarra**	-	-	-	-
España	14,9	8,3 - 26,6	8,8	4,5 - 17,2
Dinamarca	25,2	17,0 - 37,3	13,2	6,5 - 26,8
Francia	-	-	36,8	18,8 - 71,8
Holanda	-	-	24,4	9,1 - 65,0
Inglaterra	21,6	17,9 - 26,0	28,4	23,2 - 34,7
Italia	20,8	13,6 - 31,9	21,2	12,9 - 34,7
Suecia	33,8	23,9 - 47,8	32,3	16,7 - 62,5
Suiza	-	-	19,6	6,7 - 57,2
Europa	23,0	17,9 - 29,6	29,4	22,3 - 38,9

* Supervivencia relativa sin estandarizar por edad. ** Elaboración propia.

Navarra. Leucemia mieloide crónica. Supervivencia observada y relativa (%) por grupos de edad.
(Número de casos entre paréntesis).

Periodo: 1985-89

	15-44		45-54		55-64		65-74		75-99		TOTAL	
	Obs.	Rel.	Obs.	Rel.	Obs.	Rel.	Obs.	Rel.	Obs.	Rel.	Obs.	Rel.
Hombres	(5)		(-)		(3)		(6)		(5)		(19)	
1 año	100,0	100,0	-	-	100,0	100,0	66,6	68,9	40,0	42,5	73,6	75,8
3 año	80,0	80,3	-	-	66,6	68,6	16,6	18,6	20,0	24,6	42,1	46,2
5 año	60,0	60,4	-	-	33,3	35,3	-	-	20,0	29,3	26,3	31,0
Mujeres	(2)		(-)		(3)		(3)		(-)		(8)	
1 año	100,0	100,0	-	-	33,3	33,4	100,0	100,0	-	-	75,0	75,5
3 año	50,0	50,1	-	-	33,3	33,7	66,6	69,7	-	-	50,0	51,1
5 año	50,0	50,2	-	-	0	0	33,3	36,0	-	-	25,0	25,9
Totales	(7)		(-)		(6)		(9)		(5)		(27)	
1 año	100,0	100,0	-	-	66,7	67,1	77,8	79,9	40,0	42,5	74,1	75,7
3 año	71,4	71,7	-	-	50,0	51,1	33,3	36,4	20,0	24,7	44,4	47,7
5 año	57,1	57,5	-	-	16,7	17,4	11,1	13,0	20,0	29,4	25,9	29,4

Periodo: 1990-94

	15-44		45-54		55-64		65-74		75-99		TOTAL	
	Obs.	Rel.	Obs.	Rel.	Obs.	Rel.	Obs.	Rel.	Obs.	Rel.	Obs.	Rel.
Hombres	(2)		(3)		(5)		(7)		(6)		(23)	
1 año	100,0	100,0	100,0	100,0	80,0	80,9	71,4	73,7	50,0	54,6	73,9	76,5
3 año	100,0	100,0	66,6	67,6	40,0	41,5	57,1	63,2	16,6	22,5	47,8	53,6
5 año	100,0	100,0	33,3	34,2	40,0	42,8	28,5	34,3	16,6	28,6	34,7	42,3
Mujeres	(1)		(2)		(-)		(3)		(3)		(9)	
1 año	100,0	100,0	100,0	100,0	-	-	66,6	67,1	66,6	69,7	77,7	79,1
3 año	100,0	100,0	50,0	50,2	-	-	33,3	34,2	33,3	38,9	44,4	47,1
5 año	100,0	100,0	50,0	50,4	-	-	0	0	-	-	22,2	24,8
Totales	(3)		(5)		(5)		(10)		(9)		(32)	
1 año	100,0	100,0	100,0	100,0	80,0	80,9	70,0	71,8	55,6	59,8	75,0	77,3
3 año	100,0	100,0	60,0	60,7	40,0	41,6	50,0	54,1	22,2	28,6	46,9	51,7
5 año	100,0	100,0	40,0	40,8	40,0	42,8	20,0	23,2	11,1	17,5	31,2	37,0

Europa 1985-89. Leucemia mieloide crónica. Supervivencia relativa (%) estandarizada por edad.
(Fuente: EUROCARE 2-Study)

	HOMBRES		MUJERES	
	5 año	IC del 95%	5 año	IC del 95%
Navarra*	31,0	14,4 - 66,8	25,9	7,6 - 88,4
País Vasco*	41,8	23,2 - 64,9	23,7	6,7 - 58,5
Mallorca*	-	-	36,5	10,6 - 76,7
Tarragona*	38,0	21,1 - 60,2	52,6	24,9 - 80,4
Navarra**	-	-	-	-
España	38,8	28,5 - 53,0	35,6	18,8 - 67,4
Dinamarca	15,5	11,1 - 21,7	26,8	20,3 - 35,2
Francia	35,6	26,9 - 47,0	45,8	31,9 - 65,5
Holanda	18,5	10,7 - 32,1	-	-
Inglaterra	21,6	18,7 - 25,1	26,5	23,1 - 30,4
Italia	23,1	17,7 - 30,1	27,7	21,0 - 36,5
Suecia	27,7	13,8 - 55,8	22,6	11,6 - 43,9
Suiza	36,2	24,7 - 53,2	-	-
Europa	30,3	24,1 - 38,3	33,4	28,6 - 39,0

* Supervivencia relativa sin estandarizar por edad. ** Elaboración propia.

NEOPLASIAS MALIGNAS (140-208)

Aproximadamente 1.200 personas fallecen de cáncer al año en Navarra y se diagnostican una media de 2.200 neoplasias malignas. Las tasas ajustadas de incidencia y mortalidad de cáncer entre los varones de Navarra en el periodo 1990-94 fueron de 289,3 y 169,5 casos por 100.000 y en las mujeres de 189,4 y 77,6 por 100.000.

En la Unión Europea, las tasas de mortalidad más bajas entre los varones correspondieron a Suecia, 119 por 100.000 y las más altas a Francia, 191 por 100.000, encontrándose la mortalidad de los varones de Navarra en torno a la media; entre las mujeres, destacan Grecia y España por sus bajas tasas, 77 por 100.000[14]. La tasa de mortalidad de las mujeres de Navarra era similar a las observadas en estos dos últimos países.

El riesgo de desarrollar algún cáncer entre los varones de Navarra aumentó un 12,4% y la mortalidad un 4,1% entre el periodo 1980-84 y el periodo 1990-94. Esta tendencia descrita en Navarra también se ha observado en España, y así un trabajo recientemente publicado muestra que la mortalidad por cáncer ha aumentado hasta el año 1995 entre los hombres, si bien a partir del año 1995 la tasa parece haberse estabilizado[5]. Entre las mujeres de Navarra, la incidencia aumentó un 20,2% y la mortalidad disminuyó un 10,6% (ver tabla adjunta). Estas diferencias se explican porque cuando hablamos de cáncer en general, se incluyen diferentes tipos que evolucionan de manera diferente en el tiempo. Otros factores que influyen en las comparaciones temporales y que afectan de manera diferente a unos cánceres y a otros son los cambios en la capacidad de detección o métodos diagnósticos y los cambios en la supervivencia.

En los varones, ha aumentado la incidencia de prácticamente todas las localizaciones más frecuentes (pulmón, próstata, colon y recto o vejiga) y ha disminuido únicamente el cáncer de estómago lo que explica el fuerte aumento de la incidencia global por cáncer. En cuanto a los datos de mortalidad el importante descenso de la mortalidad por cáncer de estómago se contrarresta por los fuertes crecimientos producidos en localizaciones como pulmón, próstata o colon y recto, resultando que finalmente el riesgo global de morir por cáncer haya aumentado[2]. Los datos posteriores a 1995 indican una estabilización e incluso descenso de las tasas de mortalidad e incidencia de los tumores relacionados con el tabaquismo entre los varones[5].

En las mujeres, como en los hombres, se observan incrementos fuertes en la frecuencia de muchas localizaciones (mama, colon y recto, melanoma, etc.) mientras que únicamente el cáncer de estómago muestra un descenso claro de su incidencia. El importante descenso de la mortalidad global por cáncer entre las mujeres se explica por lo ocurrido con el cáncer de estómago que no se ve contrarrestado en la misma medida por los incrementos de otras localizaciones como mama o páncreas[2].

Incidencia y mortalidad para todas las neoplasias malignas en Navarra. Periodo 1980-94

Tasas medias anuales por 100.000 habitantes ajustadas a la población mundial y número de casos del quinquenio. Porcentaje de cambio entre 1990-94 respecto a 1980-84.

	Incidencia				Mortalidad			
	1980-84	1985-89	1990-94	% cambio	1980-84	1985-89	1990-94	% cambio
Hombres								
Tasa Ajustada (M)	257,3	277,7	289,3	12,4	162,8	167,0	169,5	4,11
Nº de casos	(4.262)	(5.058)	(5.972)		(2.753)	(3.161)	(3.708)	
Mujeres								
Tasa Ajustada (M)	157,6	174,8	189,4	20,2	86,8	85,0	77,6	-10,6
Nº de casos	(3.022)	(3.584)	(4.258)		(1.845)	(2.030)	(2.179)	

*Tasa Ajustada (M): Tasa Ajustada a la población mundial.

Supervivencia

Todos los cánceres combinados representan una categoría amplia y heterogénea de casos. Disponer de datos de supervivencia para todos los cánceres combinados es muy relevante desde el punto de vista de la salud pública, pero es menos relevante para los oncólogos o epidemiólogos que prefieren referirse a un determinado tipo de cáncer. Cuando se comparan los datos de supervivencia del conjunto de los pacientes con cáncer de diferentes países, sexos o periodos, utilizando las tasa de supervivencia brutas, es importante advertir que las diferencias en la distribución de los tipos de cáncer pueden explicar la mayor parte de las diferencias en la supervivencia.

Hay dos posibilidades de análisis con diferentes interpretaciones cuando combinamos todos los cánceres conjuntamente: la tasa cruda global para todos los cánceres y la tasa global ajustada por tipo de cáncer. La tasa de supervivencia no ajustada ignora la distribución de los cánceres, que puede diferir de unos países a otros y puede limitar la interpretación de las diferencias, sin embargo, representa el nivel medio de la supervivencia de los pacientes con cáncer del país. La tasa de supervivencia ajustada por tipo de cáncer es más adecuada para las comparaciones entre países y podría ser utilizada para interpretar las diferencias en relación a la calidad y efectividad del sistema sanitario.

Del total de pacientes con cáncer (de 15 ó más años) registrados durante los años 1985-94 en Navarra, en el estudio de supervivencia se han incluido 15.984, que suponen el 90,2% del total. Previamente se habían excluido 1.707 pacientes por ser conocidos sólo por el certificado de defunción o a través de la autopsia.

La tasa de supervivencia observada a los 5 años fue del 36,2% en los hombres y del 54,2% en las mujeres diagnosticadas de cáncer en el periodo 1990-94. En el mismo periodo la tasa de supervivencia relativa fue de 43,9 y 61,2%, respectivamente. Hay dos razones que explican estan diferencias entre sexos. En primer lugar, como se ha visto a lo largo de este informe, las mujeres presentan tasas de supervivencia más altas para la mayoría de los tipos de cáncer. En segundo lugar, los cánceres más comunes de la mujeres (mama, útero) tienen de moderado a buen pronóstico, mientras que los cánceres más frecuentes de los hombres (pulmón o estómago) tienen pobres supervivencias. Este patrón es el mismo que se ha descrito en todos los países europeos participantes en EUROCARE y el factor explicativo más importante, según los autores es, como en el caso de Navarra, el diferente peso de los diferentes cánceres: mama, colon y cérvix suman el 50% de los cánceres en las mujeres mientras que pulmón, colorrectal y estómago suponen el 50% en los hombres.

La comparación de las tasas de supervivencia de 1990-94 con las del quinquenio anterior, 1985-89, muestran un incremento más acusado entre las mujeres (de 53,2% a 61,2%) que en los hombres (de 42,1% a 43,9%) que también se explicaría en buena medida por el mayor peso en las mujeres de tumores de buen pronóstico como el cáncer de mama en el quinquenio 1990-94 (pasando de suponer el 28,9 al 36,4%), coincidiendo con la implantación del screening de cáncer de mama. Entre los hombres en cambio aumentó el peso relativo del cáncer de pulmón en el quinquenio 1990-94 respecto al quinquenio anterior.

Dado que la incidencia y la distribución de los tipos de cáncer entre las comunidades autónomas de Navarra y País Vasco es muy similar[15] se pueden comparar aunque con cierta cautela. Como era esperable tanto entre los hombres como entre las mujeres la supervivencia combinada para todos los cánceres fue muy similar. Así para los pacientes diagnosticados entre 1985-89, la supervivencia relativa a los 5 años fue del 42,1% en Navarra y del 40,1 en el País Vasco, y de 52,2 y 52,7% respectivamente entre las mujeres.

El estudio EUROCARE ha publicado tasas ajustadas por edad y tipo de cáncer para el periodo 1990-94[82]. De los datos de dicho estudio se desprende que la supervivencia está generalmente por debajo de la media en los cinco países del este de Europa (Chequia, Estonia, Polonia Eslovaquia y Eslovenia), así como en Dinamarca, Inglaterra, Escocia, Gales, Malta y Portugal entre los países del oeste de Europa. Las poblaciones de Francia y Suiza presentan las tasas de supervivencia más altas entre los países del oeste de Europa[82]. Aunque los datos de supervivencia estimados para España a partir de los registros participantes, que representan aproximadamente el 10% de la población, se encuentran por encima de la media, pensamos que se debe tener en cuenta en su valoración el hecho de que los datos de España parecen evidenciar un problema en el seguimiento del estado vital que implica una sobrestimación de las tasas de supervivencia.

Navarra. Neoplasias malignas. Supervivencia observada y relativa (%) por grupos de edad.
(Número de casos entre paréntesis).

Periodo: 1985-89

	15-44		45-54		55-64		65-74		75-99		TOTAL	
	Obs.	Rel.	Obs.	Rel.	Obs.	Rel.	Obs.	Rel.	Obs.	Rel.	Obs.	Rel.
Hombres	(310)		(477)		(1.068)		(1.412)		(1.091)		(4.358)	
1 año	89,9	81,0	70,2	70,6	66,3	67,1	58,1	59,9	51,1	56,5	61,3	63,7
3 año	62,9	62,8	50,8	51,6	46,3	48,2	40,5	44,7	31,0	42,4	42,2	47,4
5 año	59,8	60,4	45,1	46,4	38,6	41,5	32,0	38,3	22,0	38,4	34,5	42,1
Mujeres	(375)		(420)		(695)		(842)		(785)		(3.117)	
1 año	90,4	90,4	85,2	85,3	79,5	79,9	63,8	64,7	49,6	53,3	69,8	71,4
3 año	78,9	79,1	68,7	69,2	62,4	63,5	47,5	49,7	32,3	40,5	53,6	57,5
5 año	74,1	74,4	61,5	62,3	56,2	57,9	41,2	45,0	24,7	37,0	47,1	53,2
Totales	(685)		(897)		(1.763)		(2.254)		(1.876)		(7.475)	
1 año	86,1	86,2	77,3	77,6	71,5	72,2	60,3	61,8	50,6	55,2	64,9	67,0
3 año	71,5	71,8	59,3	59,9	52,7	54,3	43,1	46,7	31,6	41,6	47,0	51,8
5 año	67,7	68,1	52,9	53,9	45,6	48,2	35,5	41,0	23,2	37,8	69,8	47,0

Periodo: 1990-94

	15-44		45-54		55-64		65-74		75-99		TOTAL	
	Obs.	Rel.	Obs.	Rel.	Obs.	Rel.	Obs.	Rel.	Obs.	Rel.	Obs	Rel.
Hombres	(388)		(440)		(1.188)		(1.580)		(1.323)		(4.919)	
1 año	75,5	75,7	71,6	71,9	63,8	64,5	63,7	65,5	51,1	59,1	62,8	65,0
3 año	60,3	60,6	53,0	53,7	45,9	47,6	43,1	47,3	32,7	43,7	43,2	48,3
5 año	57,2	57,8	47,3	48,4	40,0	42,7	34,3	40,5	25,1	42,3	36,2	43,9
Mujeres	(428)		(520)		(753)		(894)		(995)		(3.590)	
1 año	91,8	91,9	90,2	90,4	84,7	85,1	73,2	74,0	55,4	59,1	75,3	77,0
3 año	81,5	81,7	78,8	79,3	70,0	71,0	56,6	58,9	37,8	46,9	60,4	64,7
5 año	76,9	77,2	73,3	74,0	65,5	67,1	50,4	54,3	29,4	43,3	54,2	61,2
Totales	(816)		(960)		(1.941)		(2.474)		(2.318)		(8.509)	
1 año	84,1	84,2	81,7	81,9	71,9	72,5	67,1	68,6	54,7	59,1	68,1	70,1
3 año	71,4	71,8	67,0	67,6	55,2	56,8	48,0	51,6	34,9	45,1	50,5	55,4
5 año	67,5	68,0	61,4	62,4	49,9	52,4	40,1	45,8	27,0	42,7	43,8	51,3

Europa 1985-89. Neoplasias malignas. Supervivencia relativa (%) estandarizada por edad.
(Fuente: EUROCARE 2-Study)

	HOMBRES		MUJERES	
	5 año	IC del 95%	5 año	IC del 95%
Navarra*	42,1	40,4 - 43,9	53,2	51,2 - 55,3
País Vasco*	40,1	39,0 - 41,3	52,7	51,2 - 54,1
Mallorca*	-	-	-	-
Tarragona*	36,2	34,5 - 37,9	51,4	49,4 - 53,4
Navarra**	41,9	40,1 - 43,7	50,0	48,0 - 52,0
España	39,4	38,5 - 40,3	49,2	48,2 - 50,3
Dinamarca	31,8	31,3 - 32,3	44,8	44,3 - 45,3
Francia	37,7	36,6 - 38,9	55,7	54,5 - 57,0
Holanda	34,7	33,3 - 36,1	50,7	49,2 - 52,3
Inglaterra	31,1	30,8 - 31,3	42,7	42,5 - 43,0
Italia	33,9	33,4 - 34,4	49,2	48,7 - 49,8
Suecia	47,6	46,6 - 48,6	56,7	55,7 - 57,6
Suiza	42,2	40,8 - 43,8	54,9	53,5 - 56,4
Europa	35,0	34,7 - 35,4	47,5	47,2 - 47,9

* Supervivencia relativa sin estandarizar por edad. ** Elaboración propia.

Neoplasias Malignas. Supervivencia relativa (%) en los primeros cinco años desde el diagnóstico. Navarra 1990-94

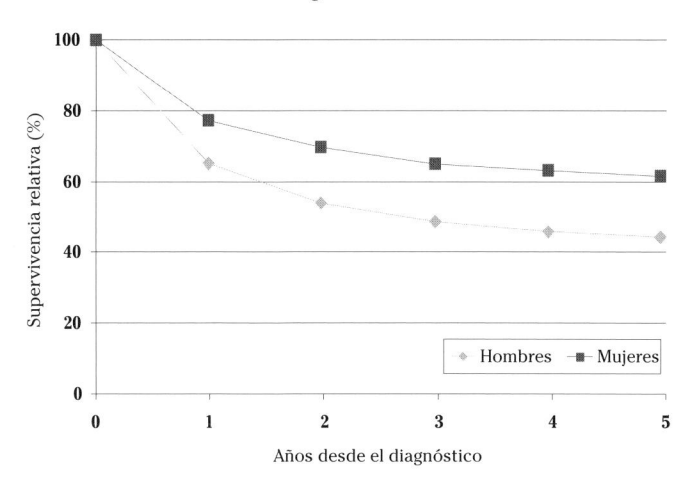

BIBLIOGRAFÍA

BIBLIOGRAFÍA

1. Parkin DM, Bray FI, Devesa SS. Cancer burden in the year 2000. The global picture. Eur J Cancer 2001; 37: S4-S66.
2. Ardanaz E, Moreno C. Incidencia y mortalidad por cáncer en Navarra, 1993-1997. Tendencias en los últimos 25 años. An Sist Sanit Navar 2001; 24: 339-362.
3. Llácer A, Fernández-Cuenca R, Martínez de Aragón MV. Mortalidad en España en 1998. Evolución en la decada 1989-1998. I. Mortalidad general, principales causas de muerte y años potenciales de vida perdidos. Bol Epidemiol Semanal 2001; 9 (23): 241-244.
4. Llácer A, Fernández-Cuenca R, Martínez de Aragón MV. Mortalidad en España en 1998. Evolución en la decada 1989-1998. II. Mortalidad general, principales causas de muerte por sexo y edad. Bol Epidemiol Semanal 2001; 9 (24): 249-260.
5. Ardanaz E, Moreno C. Incidencia de cáncer en Navarra en el año 1998. An Sist Sanit Navar 2002; 25: 327-334.
6. López-Abente Ortega G, Pollán Santamaría M, Aragonés Sanz N. Mortalidad por cáncer en España, 1997. Tendencias en los últimos 5 años. Bol Epidemiol Semanal 2000; 8 (18):193-196.
7. Ries LA, Wingo P, Miller D, Howe H, Weir H, Rosenberg H et al. The annual report to the nation on the status of cancer, 1973-1997, with a special section on colorectal cancer. Cancer 2000; 88: 2398-2424.
8. Canstat: Lung Cancer. Anti-Cancer Council of Victoria. Epicemiology Center. Nº 36. 2002.
9. Levi F, Lucchini F, La Vechia C, Negri E. Trends in mortality from cancer in the European Union, 1995-1994. Lancet 1999; 354: 742-743.
10. Levi F, Lucchini F, La Vechia C, Negri E. The decline in cancer mortality in the European Union, 1988-1996. Eur J Cancer 2000; 36: 1965-1968.
11. López Abente G, Pollán M, Vergara A, Ardanaz E, Moreo P, Moreno C et al. Tendencia temporal de la incidencia del cáncer en Navarra y Zaragoza. Gacet Sanit 2000; 14: 100-109.
12. Informe Sespas 2000. La salud pública ante los desafíos de un nuevo siglo. Granada: Escuela Andaluza de Salud Pública 2000. Monografías EASP 30.
13. Black RJ, Fray F, Ferlay J, Parkin DM. Cancer incidence and mortality in the European Union: cancer registry data and estimates of national incidence for 1990. Eur J Cancer 1997; 33: 1075-1107.
14. Parkin DM, Whelan SL, Ferlay J, Raymond L, Young J. Cancer incidence in five continents. Volume VII. Nº 143; Lyon: IARC Scientific Publications, 1997.
15. Ferlay J, Bray F, Sankila R, Parkin DM. EUCAN: Cancer Incidence, Mortality and Prevalence in the European Union 1996, version 3.1.IARC CancerBase No. 4. Lyon, IARCPress, 1999. Limited version available from: URL: http://www-dep.iarc.fr/eucan/eucan.htm. Last updated on 29/09/2000.

16. FERLAY J, BRAY F, PISANI P, PARKIN DM. GLOBOCAN 2000: Cancer Incidence, Mortality and Prevalence Worldwide, Version 1.0. IARC CancerBase No. 5. Lyon, IARC-Press, 2001. Limited version available from: URL: http://www-dep.iarc.fr/globocan/globocan.htm Last updated on 03/02/2001.

17. COLEMAN M, BABB P, DAMIECKI P, GROSCLAUDE P, HONJO S, JONES J et al. Cancer survival trends in England and Wales, 1971-1995: Deprivation and NHS Region. Studies in Medical and Population Subjects nº 61. National statistics. London 1999.

18. SPORN M. The war on cancer. Lancet 1996; 347: 1377-1381.

19. FRANCO J, PÉREZ-HOYOS S, PLAZA P. Changes in lung-cancer mortality trends in Spain. Int J Cancer 2002; 97: 102-105.

20. BERRINO F, SANT M, VERDECCHIA A, Capocaccia R, Hakulinen T, Estève J. Survival of cancer patients in Europe: The EUROCARE Study. IARC Scientific Publication Nº. 132; 28-31 Lyon, 1995.

21. BERRINO F, CAPOCACCIA R, ESTÈVE J, GATTA G, HAKULINEN T, MICHELI A et al. Survival of cancer patients in Europe. The EUROCARE-2 Study. IARC Scientific Publication Nº 151. Lyon, 1999.

22. SANT M, CAPOCACIA R, COLEMAN MP, BERRINO F, GATTA G, MICHELI A et al. Cancer survival increases in Europe, but intenational differences remain wide. Eur J Cancer 2001: 37: 1659-1667.

23. GATTA G, CAPOCACIA R, COLEMAN MO, LYNN, RIES G, HAKULINEN T et al. Toward a comparison of survival in American and European cancer patients. Cancer 2000; 89: 893-900.

24. SHARP D. Trend in cancer survival in England and Wales. Lancet 1999; 353: 1437-1438

25. ROSSO S, CASELLA C, CROCETTI E, FERRETTI S, GUZZINATI S (eds). Survival of cancer patients in Italy in the nineties:figures from the Cancer Registries. Epidemiol-Prev 2001; 25 (3) Suppl: 1-375.

26. ESTÉVE J, BENHAMOU E, CROASDALE M, RAYMOND K. Relative survival and the estimation of net survival: elements for further discussion. Stat Med 1990; 9: 529-538.

27. EDERER F, AXTELL LM, CUTLER SJ. The relative survival rate: a statistical methodology. Monograph Nº 6, 101-121. National Cancer Institute. Bethesda, Maryland, 1961.

28. HAKULINEN T. Cancer survival corrected for heterogeneity in patient withdrawal. Biometrics 1982; 378: 933-942.

29. ESTÉVE J, BENHAMOU E, CROASDALE M, RAYMOND K. Relative survival and the estimation of net survival: elements for further discussion. Statistics Medicine 1990; 9: 529-538.

30. HAKULINEN T, TENKANEN L, ABEYWCKRAMA K. Testing equality of relative survival patterns based on aggregated data. Biometrics 1987; 43: 313-325.

31. HAKULINEN T, TENKANEN L. Regression analysis of relative survival rates. Applied Statistics 1987; 36: 309-317.

32. RIES LA, EISNER MP, KOSARY CL, HANKEY BF, MILLER BA, CLEGG L et al. SEER Cancer Statistics Review, 1973-1999, National Cancer Institute. Bethesda, MD, http://seer.cancer.gov/csr/1973-1999/, 2002.

33. Osaka Cancer Registry, Japan. http://www.mc.pref.osaka.jp/ocr_e/ocr/

34. Viñes JJ. Incidencia de cáncer en Navarra. Aplicación del método epidemiológico al conocimiento de los tumores malignos. Anales. Instituto Médico de Beneficencia. Tema monográfico. Pamplona: Diputación Foral de Navarra, 1981.
35. Abad Vicente J, Arrazola A, Ascunce N. Cáncer en Navarra 1973-82. Departamento de Sanidad y Bienestar Social. Pamplona. Gobierno de Navarra, 1987.
36. Registro de Tumores de Navarra: Incidencia y mortalidad por cáncer en Navarra. Incidencia 1983-1987. Mortalidad 1985-1989. Informes Técnicos. Nº 7. Pamplona: Gobierno de Navarra. Departamento de Salud, 1993.
37. Departamento de Economía y Hacienda. Servicio de Estadística. Estadística de Población de Navarra. 1996. Gobierno de Navarra, 1997.
38. Organización Mundial de la Salud: Clasificación Internacional de Enfermedades para Oncología. Segunda Edición. Ginebra 1990.
39. Wilson S, Prior P, Woodman BCJ. Use of cancer surveillance data for comparative analyses. J Public Health Med 1992;14:151-156.
40. Milena S, Gatta G, Capocaccia R, Verdecchia A, Micheli A, Speciale D et al. Survival for lung cancer in northern Italy. Cancer Causes Control 1992; 3: 223-230.
41. Raymond L, Fischer B, Fioretta G, Bouchardy C. Migration bias in cancer survival rates. J Epidemiol Biostatist 1996; 3: 167-173.
42. Hsing AW, Tsao L, Devesa SS. International trends and patterns of prostate cancer incidence and mortality. Int J Cancer 2000; 85: 60-77.
43. Morbidity and Mortality Weekly Report (MMWR). Use of mammography-United States. MMWR Morb Mortal Wkly Rep 1990;39:621-630.
44. Brenner H. Long-term survival rates of cancer patients achieved by the end of the 20 century: a period analysis. Lancet 2002; 360: 1131-1135.
45. Borràs JM, Borràs J, Bosch X, Fernandez E, Galceran J, Gispert R et al. Càncer Calalunya 2001. L'Hospitalet: Institut Català d'Oncologia, Department de Sanitat i Seguretat Social; 2001.
46. Msika S, Tazi MA, Benhamiche AM, Couillault C, Harb M, Faivre J. Population-based study of diagnosis, treatment and prognosis of gastric cancer. Br J Surg 1997; 84: 1474-1478.
47. Sant M and the EUROCARE Working Group. Differences in stage and therapy for breast cancer across Europe. Int J Cancer 2001; 93: 894-901.
48. Blanks RG, Moss SM, Mc Gahan CE, Quinn MJ, Babb PJ. Effect of NHS breast scrrening programme on mortality from breast cancer in England and Wales 1990-1998: comparison of observed with predicted mortality. Br Med J 2000; 32: 665-669.
49. National Cancer Institute. SEER Stat-cancer incidence public use database 1973-1995. Release 1.1. Bethesda, MD: National Cancer Institute, 1998.
50. Faivre J, Forman D, Estève J, Gatta G and The EUROCARE Working Group. Survival of Patients with Oesaphageal and Gastric Cancer in Europe. Eur J Cancer 1998; 34: 2167-2175.
51. Lopez-Abente G, Pollán M, Aragonés N, Perez-Gómez B, Llácer A, Pérez J et al. Tendencias de la mortalidad en España, 1952-1996:Efecto de la edad, de la cohorte de nacimiento y del período de muerte. Instituto Carlos III, Madrid, 2002.
52. Howson CP, Hiyama T, Wynder EL. The decline of gastric cancer. Epidemiology of an unplanned triumph. Epidemiol Rev 1986; 8: 1-27.
53. Forman D, Newell DG, Fullerton F Yarnell JW, Stacey AR, Wald N, Sitas F. Asociation between infection with Helicobacter pylori and risk of gastric

cancer:evidence from a prospective investigation. Br Med J 1991; 302: 1302-1305.

54. SCHLEMPER RJ, ITABASHI M, KATO I, LEWIN KJ, RIDDELL RH, Takahashi et al. Differences in diagnostic criteria for gastric carcinoma between Japanese and western pathologists. Lancet 1997; 349: 1725-1729.

55. GATTA G, FAIVRE J, CAPOCACCIA R, PONZ DE LEON and the EUROCARE Working Group. Survival of colorectal cancer patients in Europe during the period 1978-89. Eur J Cancer 1998; 34: 2176-2183.

56. FAIVRE-FINN C, BOUVIER-BENHAMICHE AM, PHELIP JM, MANFREDI S, DANCOURT V and FAIVRE J. Colon cancer in France: evidence for improvement in management and survival. Gut 2002; 51: 60-64.

57. MIÑARRO R, BLACK RJ MARTINEZ C, NAVARRO C, GARAU I, IZARZUGAZA I et al. Incidencia y Mortalidad por Cáncer en España: Patrones y Tendencias. IARC Technical Report Nº 36 Lyon, 2000.

58. FAIVRE J, FORMAN D, ESTEVE J, OBRADOVIC M, SANT M and the EUROCARE Working Group. Survival of patients with primary liver cancer, pancreatic cancer and biliary tract cancer in Europe. Eur J Cancer 1998; 34: 2184-2190.

59 VILADIU P, IZQUIERDO A, MARCOS R, VILARDEL L, BOSCH F, MORENO V et al. El Cáncer en Cirona, 1994-97. Unitat d'Epidemiologia i Registre de Cáncer a Girona. Institut d'Assistencia Sanitária, 2000.

60. TUYNS AJ, ESTEVE J, RAYMOND L, BERRINO F, BENHAMOU E, BLANCHET F et al. Cancer of the larynx/hypopharynx, tobacco and alcohol: IARC International case-control study in Turin and Varese (Italy), Zaragoza and Navarra (Spain), Geneva (Switzerland) and Calvados (France) Int J Cancer 1988; 41: 483-491.

61. TUYNS AJ. Alcohol-related cancers in Mediterranean countries. Tumori 1990; 76: 315-320.

62. LÓPEZ-ABENTE G, POLLÁN M, MONGE V, MARTÍNEZ VIDAL A. Tobacco smoking, alcohol consumption, and laryngeal cancer in Madrid. Cancer Detect Prev 1992; 16: 265-271.

63. ESPINOSA J, BRAVO P, BARÓN MG. Influence of tobacco on laryngeal carcinoma in Spain. Neoplasma 1992; 39: 319-322.

64. JANSSEN-HEIJNEN ML, GATTA G, FORMAN D, CAPOCACCIA R, COEBERGH JW and the EUROCARE Working Group. Variation in survival of patients with lung cancer in Europe, 1985-89. Eur J Cancer 1998; 34: 2191-2196.

65. SHAPIRO S, COLEMAN EA, BROEDERS M, CODD M, DE KONING H, FRACHEBOUD J et al. Breast cancer screening programmes in 22 countries: current policies, administration and guidelines. International Breast Cancer Screening Network (IBSN) and the European Network of Pilot Projects for Breast Cancer Screening. Int J Epidemiol 1998; 27: 735-742.

66. FERNÁNDEZ E, GONZÁLEZ JR, BORRÁS JM, MORENO V, SÁNCHEZ V, PERIS M. Recent decline in cancer mortality in Catalonia (Spain). A joint point regression analysis. Eur J Cancer 2001; 37: 2222-2228.

67. PETO R, BOREHAM J, CLARKE M, DAVIES C, BERAL V. UK and USA breast cancer deaths down 25% in year 2000 at ages 20-69 years. Lancet 2000; 355: 1822.

68. QUINN MJ, MARTÍNEZ-GARCÍA, BERRINO F. Variations in survival from breast cancer in Europe by age and country, 1978-1989. EUROCARE Working Group. Eur J Cancer 1998; 34: 2204-2211.

69. FERNÁNDEZ E, BORRÁS JM, LEVI F, SCHIAFFINO A, GARCÍA M, LA VECCHIA C. Mortalidad por cáncer en España, 1955-1994. Med Clin (Barc) 2000; 114: 449-451.

70. MUÑOZ N, BOSCH FX, SAN JOSÉ S, VILADIU P, TORMO J, MOREO P et al. El virus del papiloma humano en la etiologia del cancer cervicouterino. Bol Oficina Sanit Panam 1993; 115: 301-309.

71. GONZÁLEZ P, JIMÉNEZ MT, LÓPEZ-ABENTE G, POLLÁN M, ARDANAZ E, VIÑES JJ. Tendencia temporal de la incidencia de cáncer de ovario en Navarra, 1973-95: efecto de la edad, cohorte de nacimiento y período de diagnóstico. An Sist Sanit Navar 2001; 24:159-166.

72. GATTA G, LASOTA MB, VERDECCHIA A and the EUROCARE Working Group. Survival of European women with gynaecological tumors during the period 1978-1989. Eur J Cancer 1998; 34: 2218-2225.

73. BRESLOW N, CHAN CW, DHOM G, DRURY RA, FRANKS LM, GELLEI B et al. Latent carcinoma of prostate at autopsy in seven areas. The International Agency for Research on Cancer, Lyon, France. Int J Cancer 1977; 20: 680-688.

74. POST PN, DAMHUIS RA, VAND DER MEYDEN AP and the EUROCARE Working Group. Variation in survival of patients with prostate cancer in Europe since 1978. Eur J Cancer 1998; 34: 2226-2231.

75. AARELEID T, SANT M, HÉDELIN G and the EUROCARE Working Group. Improved survival for patient with testicular cancer in Europe since 1978. Eur J Cancer 1998; 34: 2236-2240.

76. DAMHUIS RA, KIRKELS WJ and the EUROCARE Working Group. Improvement in survival of patients with cancer of the kidney in Europe. Eur J Cancer 1998; 34: 232-235.

77. European Network of Cancer Registries. EUROCIM version 4. European Incidence database V2.3. ICD-10 dictionary. Lyon, France: International Agency for Research on Cancer, 2001.

78. FRANSSILA KO. Prognosis in thyroid carcinoma. Cancer 1975; 36: 1138-1146.

79. TEPPO L, HAKULINEN T and the EUROCARE Working Group. Variation in survival of adult patients with thyroid cancer in Europe. Eur J Cancer 1998; 34: 2248-2252.

80. SHIPP MA, MAUCH PM, HARRIS NL Linfomas no Hodgkin. En: DEVITA V, HELLMAN S, ROSEMBERG S. Editores Cancer. Principios y Práctica de Oncologia. 5ª edicion. USA: Arán, 2000: 2164-2165.

81. CARLI PM, COEBERGH JW, VERDECCHIA A and the EUROCARE Working Group. Variation in survival of adult patients with haematological malignancies in Europe. Eur J Cancer 1998; 34 :2253-2263.

82. EUROCARE Working Group. EUROCARE-3: the survival of cancer patients diagnosed in Europe during 1990-94. http://www.annonc.oupjournals.org/.